小儿推拿，一学就会

张秀枝 主编

广东科技出版社
全国优秀出版社

· 广 州 ·

图书在版编目（CIP）数据

小儿推拿，一学就会 / 张秀枝主编. —广州：广东科技出版社，2024.1

ISBN 978-7-5359-8095-3

Ⅰ.①小… Ⅱ.①张… Ⅲ.①小儿疾病—推拿 Ⅳ.①R244.15

中国国家版本馆CIP数据核字（2023）第096302号

小儿推拿，一学就会
Xiao'er Tuina, Yixue Jiuhui

出　版　人：严奉强
责任编辑：曾永琳　潘羽生
装帧设计：友间文化
责任校对：李云柯
责任印制：彭海波
出版发行：广东科技出版社
　　　　　（广州市环市东路水荫路11号　邮政编码：510075）
销售热线：020-37607413
https://www.gdstp.com.cn
E-mail：gdkjbw@nfcb.com.cn
经　　销：广东新华发行集团股份有限公司
印　　刷：广州一龙印刷有限公司
　　　　　（广州市增城区荔新九路43号1幢自编101房　邮政编码：511340）
规　　格：889 mm×1 194 mm　1/32　印张5.5　字数130千
版　　次：2024年1月第1版
　　　　　2024年1月第1次印刷
定　　价：68.00元

如发现因印装质量问题影响阅读，请与广东科技出版社印制室联系调换（电话：020-37607272）。

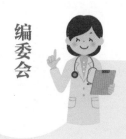

编委会

主　　编：张秀枝

副 主 编：吕　音

编　　者：陈红艳　关　蕊　曾佳丽　刘志凤　马洁萍

视频、图片拍摄导演：张秀枝

视频、图片拍摄：梁仕山

操作手法老师：曾佳丽

模　　特：李卓容　刘星泽

画　　图：刘星泽

视频配音：凌雪菲

视频剪辑：张秀枝

视频后期制作：陈永红

感谢名单

广州市越秀区妇幼保健院

广州玛瑞莎摄影有限公司

广东省再就业与创业发展促进会

编者的话

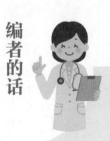

　　孩子是祖国的花朵、家庭的未来！宝宝一生病，全家人都心神不宁、焦头烂额，于是病急乱投医，盲目而过多地使用抗生素等药物。抗生素的滥用使其在杀灭致病菌的同时，也会杀死保护人体自身的正常菌群，这使得许多疾病的预防和治疗面临无药可用的难题。随着人们对生活质量的要求日益提高，追求自然、绿色的保健与治疗方式成为时尚的趋势；平时加强对宝宝的护理，让宝宝强身健体、尽量不生病或少生病是家长的希望。即使宝宝生病了，在天然、物理疗法有效的情况下，尽可能不用药、少用药已经成为医学界的共识和家长的追求，那最适宜的就是小儿推拿疗法了。

　　小儿推拿学是中医儿科学和推拿学相结合的产物。小儿推拿是在中医基本理论指导下，根据小儿的生理病理特点，运用一定的手法作用于小儿一定的部位和穴位，以防治儿科疾病、促进儿童身心健康和生长发育的一种中医外治疗法。小儿推拿是绿色疗法，不必打针吃药，没有毒性及不良反应，也不需要医疗器械，且手法简单易学，是天然、物理的儿童保健和疾病治疗方式，其适应范围广，疗效显著。小儿推拿为儿童保健和治疗提供了一种全新、自然、安全、简单、有效的方法，可以让家长在儿童未病、生病、治病过程中不再茫然无措，可以借助小儿推拿有效帮助儿童强身健体、益智健脑、远离疾病、缩短病程，与健康相伴。可以说，小儿推拿完全符合现代家长对儿童的健康需求，尤其在目前滥用抗生素、儿童看病难、看病贵的社会背景下，其更具有特殊的意义和价值。

本书主要针对非医学专业的群体，如新手爸妈、母婴护理人员等，旨在为孩子防治疾病、日常保健之用，以实用为主，主要学习实操知识。为使初学者能快速入门掌握小儿推拿技术，尽快地应用在孩子的疾病防治、日常保健上，故本书在内容的设计上与教科书侧重点不同，主要以手法和穴位为主，包括基本手法、常用复式手法、各部位常用特定穴位及操作、常见病治疗基本处方及常用保健处方。由于篇幅有限，我们只选择了小儿常见的、推拿治疗相对有效的疾病如感冒、发热、腹泻、便秘等，以及对所有小儿都适合的常用保健处方，又由于本书针对的是非医学专业的普通群体，所

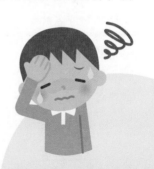

以只提供了疾病的基本方。基本手法是所有操作的基础，所以本书也提供了所有的基本手法，而复式手法和各部位特定穴位及操作本书只提供了第四章的处方里所需要的复式手法及特定穴位，至于疾病辨证加减穴位以及未提供的处方、复式手法和各部位特定穴位及操作，可在掌握本书的内容后举一反三轻松地扩展自学了。

为便于读者简单、轻松地学习掌握小儿推拿技术，本书在编写上有较多区别于其他同类书的优势。其一是讲解如何学习和应用小儿推拿，以便读者能较快地入门并掌握小儿推拿技术。其二是文字内容简洁明了。其三是第四章的处方里都配有所需穴位的汇总及复习操作手法，无须读者在其他章节查找，因此每一个处方可以单独进行学习而不需要结合其他章节的内容。其四是所有穴位均配有图片，便于读者学习掌握；所有基本手法、复式手法、处方均配有视频，扫码即可反复观看学习，甚至可以即学即用；图片、视频拍摄严谨认真，图片、视频效果清晰精美。其五是对大多病证名称等医学专业内容配有知识链接进行解释，方便读者理解，且每次相同病证名称出现均进行重复解释，读者无须查找。

总而言之，编者用心地编写本书，旨在帮助读者进行推拿实践，让孩子强身健体、防治疾病、健脑益智，为孩子的健康保驾护航，为强壮民族的后代尽一份力。

目 录
Mulu

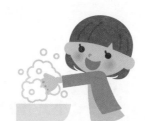

第一章

小儿推拿学基础知识

第一节｜小儿推拿学概述

第二节｜小儿推拿治疗八法

第二章

小儿推拿常用手法

第一节 | 小儿推拿基本手法

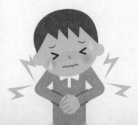

第三章

小儿推拿各部位常用特定穴位及操作

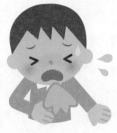

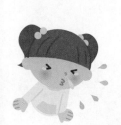

第四章

小儿推拿常见病治疗基本处方及常用保健处方

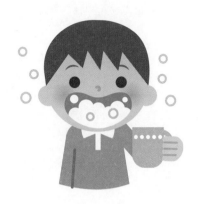

第一章

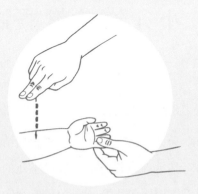

小儿推拿学基础知识

小儿推拿，一学就会

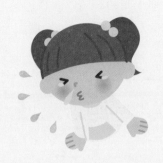

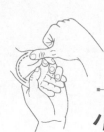

第一节

小儿推拿学概述

一、小儿推拿的定义

小儿推拿学是中医儿科学和推拿学相结合的产物。小儿推拿是在中医基本理论指导下，根据小儿的生理病理特点，运用一定的手法作用于小儿一定的部位和穴位，以防治儿科疾病、促进小儿身心健康和生长发育的中医外治疗法。

二、小儿推拿的作用原理

小儿推拿不用药物，是以手法施于小儿，刺激相应穴位和经络，调节经气、阴阳、精气神；通过激活与调动小儿机体，由机体自身而不是药物去改善体内状态，从而达到脏腑组织间新的平衡和人与自然之间的和谐。

三、小儿推拿的对象

传统小儿推拿主要适用于0～6岁小儿。

四、小儿推拿的适应证和禁忌证

适应证：小儿推拿兼有治疗和保健双重功效，可用于肺、脾、肝、心、胃五大系统的疾病及五官、伤科和现代综合病症等的治疗，也用于小儿保健和小儿体质的调节。

禁忌证：推拿手法本身轻快柔和，理论上基本没有禁忌证。但由于小儿推拿是直接用手在小儿一定部位操作，所以有局部出血（或有出血倾向）、局部感染、皮肤破损和急性伤筋等症状一般不宜在患处进行推拿。许多危急重症，如心力衰竭、肝功能衰竭、肾功能衰竭、高热、哮喘发作期、昏厥、休克、骨折等，虽然并非小儿推拿禁忌证，但恐延误病情，耽误救治时机，也不宜单独进行小儿推拿。

五、小儿推拿的操作程序

一般遵循先头面、次上肢、再胸腹腰背、后下肢的操作程序。也有从上肢开始，或根据病情先做重点部位。

明清时期小儿推拿习惯大多为男孩推左手，女孩推右手，现代小儿推拿习惯只推左手。一些上肢穴位的操作手法如调五经（脏）、掐四横纹、揉板门、揉小天心等可同时操作左右手。胸腹、腰背和下肢则同时取左右侧穴位操作。

六、小儿推拿的操作时间与疗程

每次操作时间大约20分钟。时间太短达不到阈上刺激，时间太长恐小儿哭闹。急性病可每日操作1~2次，1~3日为1个疗程；慢性病每日操作1次，或每周2~3次，以周或月为疗程单位。

七、小儿推拿选择的介质

　　介质的作用首先是保护皮肤、避免损伤，其次是增强疗效。保护皮肤多用油脂类（芝麻油、猪油、凡士林）、粉末类（滑石粉、爽身粉、痱子粉），增强疗效多用各种汁类（生姜汁、葱白汁、蒜汁、鸡蛋清）、水剂（凉水、薄荷水）和白酒等。

> **知识链接**
>
> 　　生姜汁：取鲜生姜适量切碎、捣烂，取汁应用；可用于风寒感冒，或胃寒呕吐及腹痛、腹泻等。
>
> 　　葱白汁：取葱白适量切碎、捣烂，取汁应用；可用于风寒感冒。
>
> 　　鸡蛋清：将生鸡蛋打一小洞，然后倒置，取渗出来的蛋清应用；用于消化不良，热性病，或久病后期烦躁失眠，手足心热等病症。
>
> 　　薄荷水：取鲜薄荷叶或干薄荷叶（鲜者最好）浸泡于适量的开水中，容器加盖存放8小时后去渣取液应用；可用于风热感冒或风热上犯所致的头痛、目赤、咽痛等，或痘疹初期隐隐不透，或麻疹将出之际。
>
> 　　芝麻油：即食用麻油；可适用于小儿身体各部位推拿，具有润滑、除燥作用，也可在使用刮法时，用刮痧板（或汤勺、铜钱等）的光滑边缘蘸油，刮至皮下出现瘀血。

八、小儿推拿手法和小儿推拿特定穴位

　　手法和穴位是小儿推拿的核心。手法本身是一门技（艺）

术，是操作者手的姿势、动力学和美学特征的综合体现，是学好用好小儿推拿的前提。小儿推拿特定穴位有别于传统腧穴，它有固定名称、部位、操作方法、功效和临床应用。

九、小儿推拿手法的基本要求

小儿推拿手法的基本要求为轻快、柔和、平稳、着实。

1. 轻快

"轻"指手法的力度，"快"指手法的频率。小儿肌肤柔弱，脏腑娇嫩，不耐重力，用力必须轻；因为用力轻，要想在有限的时间内达到有效刺激，就必须快，轻快由小儿体质状态和推拿特性所决定。小儿推拿手法普遍较成人手法力度轻，频率快。成人推拿要求蓄力于掌、指、肘等部位，甚至借助体重，频率多为120次/分左右；小儿推拿更多强调手法轻而不浮，频率多在200次/分左右。轻手法虽然刺激弱，但频率快，连续不断地作用于经穴，量的积累最终产生质变，从而实现阈上刺激，发挥治疗作用。手法轻快也是医疗安全的要求。

2. 柔和

本义为性质软和，为安抚而使之和乐。柔和是一种状态，更是一种境界。这种状态和境界寓于各种手法之中，只有当熟练掌握了某种手法并长期运用之后才会在不自觉间流露出来。柔和与力度较轻有关，但柔和不等于轻手法，重手法同样可以柔和，柔和的反义词是蛮力，不是刚强。小儿最喜柔和，手法柔和是小儿推拿得以进行的基本保证，是在反复演练、理解、感悟及长期训练中逐步获得的。

3. 平稳

其一，指单一手法操作时，力度、频率、幅度基本保持一致；其二，指手法和手法之间转换不能太突然。机体的反应性常随刺激形式和数量的变化而变化。平稳是保证某种刺激尽快达到并恒定在某一阈值水平的基本要求。传统小儿推拿常常运用揉"3"按（点、掐）"1"、振按法、捏脊法等，以及不同形式的手法及力度的固定组合，柔中有刚、刚中有柔，形成较为复杂的定式，它们比单一手法刺激机体所传达的信息量更大，但整体上仍然是平稳的。

4. 着实

"着"为吸附，"实"即实在，着实才能有效激活经络与穴位。其具体要求为轻而不浮、重而不滞。手法是否着实，可以根据推拿时局部皮肤温度、皮肤柔软度、皮肤色泽及指下感觉等进行综合判断。

十、小儿推拿手法的刺激量

小儿推拿的刺激量由多种因素决定，如力度、频率和时间等，还与小儿的年龄、体质和疾病本身的特征等有关。传统小儿推拿缺少关于刺激量的准确表达，目前关于小儿推拿的刺激量一是用次数描述，二是用时间描述。本书根据目前临床实际情况，采用以时间为主的描述方法。这是因为在操作频率相对一致的情况下，以时间描述显得方便与准确，如"3～5分钟"是指操作时间在3分钟到5分钟；对于某一穴位采用单一手法操作，记载为"次"；对某几个穴位或多个部位的多种手法操作记载为"遍"，如"掐揉耳背高骨50～60

遍"指每揉3次掐1次为1遍，要求操作50～60遍，又如"捏脊3～20遍"指从龟尾向上捏至大椎为1遍，一般推拿捏3遍以上，而各流派大多捏脊20遍，于是确定为3～20遍。

十一、小儿推拿的作用及优势

小儿推拿是一种绿色疗法，是不吃药也能给孩子治疗的智慧，是不打针也能缓解小儿病痛的技巧。

小儿推拿的作用：

（1）提高小儿机体各项功能。

（2）缓解、解除小儿病痛。

（3）未病先防，提高小儿对疾病的抵抗力。

与其他治疗方法相比，小儿推拿具有其独特的优势：

（1）简单易学、方便易行。小儿推拿操作较简单、用力较轻柔，相较于成人按摩更容易学习和掌握；小儿推拿可以随时随地进行操作，比如哺乳时可以按摩一下囟门、涌泉，抱宝宝坐车时可以补一下脾经、肾经，宝宝发热在医院看病等待时有空可以操作一下"水底捞明月"等。

（2）见效快、疗效高。小儿推拿在多种情况下应用可以很快改善症状，如鼻塞时操作"黄蜂入洞"、按揉迎香穴、擦鼻旁等可以较快地改善鼻塞症状，抽搐时掐人中等穴可以很快地停止抽搐，腹痛时进行拿肚角等操作可以较快地缓解腹痛等。

（3）没有毒性及不良反应，安全稳妥、不易反弹。小儿推拿只是应用手法，没有应用药物，不存在毒性、不良反应及耐药，所以安全稳妥、不易反弹。

（4）可以缩短病程、减少用药时间，利于疾病康复。小儿患病在应用药物等其他方法治疗时，如果辅以小儿推拿可以减少用药的量或时间，身体恢复较快。

（5）治病去根、不易复发。长期应用小儿推拿可增强小儿体质，很好地预防疾病发生。

（6）小儿没有痛苦、易于接受。

（7）预防保健、适用于家庭。

十二、如何学习及应用小儿推拿

小儿推拿内容繁多，初学者可能有不知从何入手的感觉，以至于学习起来效果不佳。本书主要针对非医学专业的群体，如新手妈妈、母婴护理人员等，旨在日常为孩子保健之用，以实用为主，主要学习实操知识，所以要掌握学习的思路和技巧，这样可以较快地入门，等入门以后随着经验的积累再不断地扩展学习，掌握更多相关知识，从而不断提高技术水平。就像学习驾驶一样，首要目的是先学会开车，随着驾驶经验的积累，如果有兴趣，便可以继续学习掌握一些汽车保养、维修等相关知识，从而使自己成为一个"汽车通"。

那初学者应该如何进行学习呢？

前面讲到手法和穴位是小儿推拿的核心，对于非医学专业的普通群体注重的是实用，所以主要围绕这两方面着手。第一要学习小儿推拿的基本手法，这是进行小儿推拿操作的基础，也是最基本的要求。所有的操作治疗无外乎就是基本手法应用在不同部位或穴位上，比如"运水入土"（复式手法）是运法作用于肾经和脾经，"开天门"（头面部常用穴位及操作）是直推法应用在天门穴上，"捏挤板门"（上肢部常用穴位及操作）是捏挤法应用在板门穴上等，每一样操作都离不开基本手法，所以16个基本手法每一个都要熟练掌握。第二是学习常用的复式手法。复式手法为小儿推拿特有的手法，有其独特的功能作用，因篇幅的关系，本书只提供了第四章处方里所需要的复式手法，其他未提供到的复式手法可以在入门后进行自学。第三是学习各部位常用特定穴位及操作。小儿推拿特定穴是指具有固定名称、穴区、操作方法和主治功用的特殊穴位，有其不同于传统腧穴的特点。小儿推拿要想实现保健和治疗作用，是通过在特定穴位上施以手法完成的，所以特定穴位的掌握是非常重要的。本书只提供了第四章处方里所需要的穴位，其他的穴位可以根据以后需要防治的疾病再进行扩展学习。第四是学习常见病的治疗基本处方和常用的保健处方。小儿推拿处方是根据疾病的病机、病因、病位、病性、病理趋势（升降）等订制的一组相关穴位操作，是在以上三点的基础上实现的。因本书主要面向非医学专业的普通人群，所以只提供了常见病的治疗基本处方和常用的保健处方，对于疾病辨证加减穴位以及未提供到的处方可以在掌握本书的内容后举一反三轻松地扩展自学。

如何学习小儿推拿

小儿推拿基本手法

↓

小儿推拿常用复式手法

↓

小儿推拿各部位常用特定穴位及其操作

↓

小儿推拿常见病治疗基本处方及常用保健处方

学习了小儿推拿后如何应用这门技术呢?

前面在小儿推拿的优势里提到小儿推拿方便易行,可以随时随地进行操作,所以按照上面学习的次序可以很灵活地进行实际应用。如可以经常进行基本手法里的捏法,即捏脊,每天只为宝宝捏脊也可以起到很好的强身健体、健脑益智的作用;宝宝发热或鼻塞时可以利用碎片时间进行复式手法里的"水底捞明月"或"黄蜂入洞"操作以改善症状;在和宝宝接触时随时可以进行各部位常用穴位的推拿操作如囟门推拿法、补脾经、摩涌泉等;当然,如果时间允许最好能进行完整的治疗和保健处方操作以达到更好的治疗及保健作用。总之,可以根据各种具体(时间、地点)条件灵活地应用小儿推拿以达到治疗和保健目的。

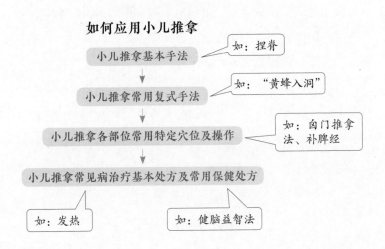

如何应用小儿推拿

小儿推拿基本手法 —— 如:捏脊

小儿推拿常用复式手法 —— 如:"黄蜂入洞"

小儿推拿各部位常用特定穴位及操作 —— 如:囟门推拿法、补脾经

小儿推拿常见病治疗基本处方及常用保健处方

如:发热   如:健脑益智法

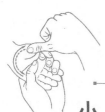

第二节

小儿推拿治疗八法

治疗八法是介于治则和具体治法之间，用于归类具体治法的理论。

一、汗法

通过发汗以驱除在表邪气和发散体内火郁的方法。出汗是一种生理现象，有由内向外、向上宣泄的趋势。出汗为现象，宣散、逐邪、透达为其本质。

♧ 适用范围

（1）外感表证。无论风寒、风热、风湿，还是燥邪、暑湿，只要邪气外来，从体表而入，尚停留于肌表，就宜通过汗法排解。外感特征为恶寒发热、无汗、头痛、身痛、鼻塞、流涕、打喷嚏等。

> **知识链接**
>
> 恶寒，中医症状名。凡自觉怕冷、多加衣被或近火取暖，仍感寒冷不能缓解的，称为恶寒。

（2）高热无汗。通过发汗，使热随汗解。

（3）皮肤病。风疹，荨麻疹，麻疹初起或疹出不透及疮疡初起。

（4）借其升散与升提之性用于气机下陷，当升不升之头昏，乏力，注意力不集中等。

❀ 代表手法与穴位

头面四大手法，推上三关，拿列缺，掐揉二扇门，点小天心，黄蜂入洞，拿风池，点风府，捏脊并拿肩井。

❀ 注意事项

（1）手法力度稍重，小儿常因之哭闹，有助汗出。中病即止，见汗即收，不宜强求。

（2）治疗前适当饮水，以滋汗源。

（3）汗法使腠理开，毫毛摇。治疗期间或治疗后须避风寒。

> **知识链接**
>
> 腠理，即肌肉和皮肤的纹理。腠，指肌肉的纹理，又称肌腠，即肌纤维间的空隙；理，指皮肤的纹理，即皮肤之间的缝隙。

二、吐法

通过涌吐使邪气得以宣泄的方法。呕吐是现象，通过涌吐使停留于肺、胃及上部的邪气从口中祛除。吐法代表气机上行，而并非一定产生呕吐。汗法主要祛除在表之邪，涌吐主要祛除在上之邪，二者机制相似，常同时运用。

❦ **适用范围**

（1）邪气经口鼻而入，病位较高，尚停留于上中二焦。如肺痈［yōng］脓血、痰热壅［yōng］盛、痰气交阻、宿食初停。

知识链接

　　宿食指未能消化的食物，留存过夜的食物，夜餐。

（2）食物中毒，异物梗阻或锁喉之证，此时吐法为急救之主要方法。

（3）肺气郁闭之小便不通，或尿失禁。吐法宣肺，有提壶揭盖之意。

（4）取其升提之性，可用于气机下陷之久泻、头晕、咳喘、心悸等。

❦ **代表手法与穴位**

探法，逆（向上）推法，挤压法。勾点天突，咳穴催咳催吐，上推膻中，向上振按鸠［jiū］尾，按中脘，逆运内八卦，拿肩井，推上七节骨。

❦ **注意事项**

（1）从重从快。探法多用手指、鹅毛、压舌板等深入咽喉深部。

（2）刺激强度大，常有汗出，可用于汗法适应证。

（3）严格掌握适应证，吐之不宜太过，以小儿有恶心即可。但邪毒内聚，食物中毒则以邪毒排尽为度。

（4）邪在中下二焦和体质过度虚弱者慎用。

三、下法

大凡下法，是通过大小便排出邪气的方法。其趋势为从上向下，能泻实。最直观征象为大便或小便通利。

✿ 适用范围

（1）凡实证、热证，病位在下即可应用。有形邪气如宿食、瘀血、痰浊、水饮、虫积，无形邪气如火热、气滞、湿浊等。

（2）气机上逆，如呕吐、呃逆、咳喘、眩晕等。借下法引之下行。

（3）腑病气机不通，不通则痛。如胆绞痛、肠痈、胃绞痛、癃［lóng］闭等。

📖 知识链接

①宿食指未能消化的食物，留存过夜的食物，夜餐。②呃逆即打嗝，指气从胃中上逆，喉间频频作声，声音急而短促。③癃闭，中医病名。又称小便不通、尿闭。以小便量少、点滴而出，甚则闭塞不通为主症的一种疾患。病情轻者涓滴不利为癃，重者点滴皆无称为闭。

✿ 代表手法与穴位

向下振按，向下推，挪法，荡法。清胃经，退下六腑，清大肠，清小肠，横纹推向板门，推桥弓，推天柱骨，开璇玑，推下七节骨，推按（振）中脘、天枢等。

✿ 注意事项

（1）从重从快，时间宜短，方向向下。

（2）充分考虑下法伤津、耗气、沉降之性，权衡利弊而用之。

四、和法

广义和法指调和气血、阴阳、脏腑；狭义和法为邪在半表半里，汗之不可，吐下不及时所采用的一种兼顾表里的方法。

⚜ **适用范围**

（1）天人阴阳失和。如小儿夜啼、遗尿、易感冒、水土不服、汗证等。

（2）邪在膜原或半表半里。以寒热往来、口苦、咽干、目眩为特征。

📖 知识链接

广义膜原泛指伏邪在体内潜伏的部位；狭义膜原为内外交界之地，乃一身之半表半里，居于卫表肌腠之内，五脏六腑之外的膜及膜所围成的空样结构。

（3）脏腑不协调。尤其是肝脾、胃肠、肝胃不和，以及肠道功能紊乱等，可见呕吐、脘痞、腹痛、腹泻、夜啼等。

📖 知识链接

脘痞是指胃脘部饱胀，满闷不舒的症状。

⚜ **代表手法与穴位**

分推手阴阳、腹阴阳、头阴阳、背阴阳，头面四大手法，双凤展翅，退下六腑配推上三关，内外劳宫同揉，揉百会配涌泉，运土入水与运水入土，二龙戏珠等。

❀ 注意事项

（1）操作不疾不徐、不轻不重、不深不浅，体现中和之象。

（2）既然调和，就不应单方向运作。如摩法、运法和揉法宜顺时针和逆时针交替，推法可分推与合推、上推与下推配合。

五、温法

温法为给机体温热刺激，以祛除体内寒邪或温养阳气的方法。温与火同性，属阳，能散寒。

❀ 适用范围

（1）表寒证。见恶寒、头痛、身痛、全身酸楚、无汗等。

（2）里寒证。见呕吐、呃逆、心胸疼痛、脘腹冷痛、形寒肢冷等。

📖 知识链接

①恶寒，中医症状名；凡自觉怕冷，多加衣被，或近火取暖，仍感寒冷不能缓解的，称为恶寒。②呃逆即打嗝，指气从胃中上逆，喉间频频作声，声音急而短促。

（3）阳气虚弱。见面白或青，小便清长或遗尿，或久咳、久喘、久泻，哮证缓解期。

❀ 代表手法与穴位

揉外劳宫，揉一窝风，推上三关，摩关元、神阙，揉气海，擦或运丹田，横擦腰骶，点肾俞，擦命门，上推七节骨，运动上、下肢。

注意事项

（1）力度宜轻，时间宜长，力量缓缓渗透。利用摩擦类手法致局部温热即可，不可太过。摇、抖、搓等运动关节类手法幅度不宜大，时间不宜长，频率不宜快。临床以小儿有热感或微汗出为佳。

（2）推拿时配合温热类介质，如姜汁、冬青膏等。

（3）治疗各种痛证较为有效，可作为疼痛的治标之法。

六、清法

清者，清热降火也。清本寒水之性，能给予机体寒凉性刺激，使体内之火热消除。

适用范围

（1）时行热病。热在卫分、气分及初入营分。

（2）脏腑热盛。如肠热、胃热、心火、肝火、肺热等。

（3）脏腑失去营血濡养，失去津液滋润，表现为阴虚内热或脏躁证。

（4）食积化热。

代表手法与穴位

掐十宣、老龙，心肝同清，清胃经，退六腑，清天河水，推箕门，捏挤大椎，下推天柱骨，下推七节骨，点三阴交，摩涌泉，水底捞月，各种取痧法。

注意事项

（1）热在卫分常配合汗法同用；热在气分、营分应注意保存津液，宁心安神，防治闭脱；脏腑热盛可与下法合用，以釜底抽薪；阴虚内热应与养阴法同用，从而滋生津液、阴血；食积化热，应与消法同用，消其积，治其本。

（2）注意保存津液，推拿前可适当饮水。

（3）操作手法从重从快，以皮肤潮红、见痧为度。

（4）运用清凉性介质，如凉水、鸡蛋清、葱汁等。

七、消法

消即消散，体内本无此物而忽有之，使之消除为消法；不能完全消除，使之散开亦为消。消法针对体内各种积聚。

♣ 适用范围

（1）饮食积滞，如厌食、腹胀、胃痛，或虫证、肠梗阻、肠套叠等。

（2）气滞成聚，以脘腹胀满，包块时聚时散，痛无定处为特征。

（3）痰水停蓄，以肠中气过水声，消化不良，慢性咳喘为特征。亦见于慢性鼻窦炎、哮证缓解期等。

♣ 代表手法与穴位

运内八卦，掐揉四横纹，掐小横纹，揉掌小横纹，运板门，捏脊，点阳陵泉，摩腹，揉腹，搓摩胁肋，分推腹阴阳，针对包块局部运用摩、揉、振等方法。

♣ 注意事项

（1）手法力度较轻、操作时间较长。包块疼痛、质硬者不宜重手法。

（2）包块、积聚为标，运用消法同时应积极寻找积聚原因，治病求本。

（3）消法与下法适应证基本相同，均为有形或无形之邪停积体内。下法为通过大小便排解，属标本兼治；消法为使之消散，却并不增加大小便，故临床多配合运用，给邪出路，使之彻底消除。

（4）宜空腹操作。食后推拿，恐伤肠胃。

八、补法

补法是针对虚证的一类方法，是为改善虚衰状态，扶助人体正气而设立的治法。推拿不能直接输入气血、津液等物质，但可增强人体功能，促使机体化生精、气、血、津液等基本物质。

❧ **适用范围**

（1）先天不足，发育欠佳，五迟、五软、五硬等。

> 🔖 **知识链接**
>
> 五迟为立、行、语、发、齿迟；五软为头项、口、手、足、肌肉软；五硬为头项、口、手、足和肌肉硬。

（2）后天不足，营养不良，影响生长发育。

（3）脏腑虚弱或整体功能低下，如气怯声低、遗尿、反复感冒、完谷不化等。

❧ **代表手法与穴位**

补脾经，补肺经，补肾经，推上三关，揉二马，捏脊，横擦腰骶，揉中脘，摩腹，运丹田，揉关元，神阙补法，揉脾俞、肾俞，点足三里。

❧ **注意事项**

（1）补法宜详分阴阳气血之不足，分别采用滋阴、温

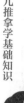

阳、益气、补血等法治之。结合食补、药补效果更好。

（2）推拿时间宜长，力度宜轻，并注意补法的方向性。

（3）小儿虚证的根源在肺、脾、肾三脏，故补法以此三脏为重点。

（4）推拿重在运用手法改变机体状态，而没有直接输入气血阴阳等物质，故在临床上多配合食疗和药疗补益机体。

第二章

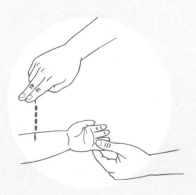

小儿推拿常用手法

小儿推拿，一学就会

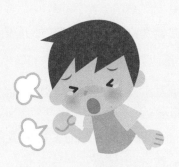

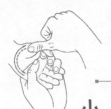

第一节

小儿推拿基本手法

一、推法

（一）直推法

直推为从某一点起，沿直线推向另一点，即单方向直线运动。

☙ 技术要领

（1）拇指，并拢的食指、中指，或食指、中指、无名指三指紧贴皮肤。沉肩、垂肘，轻快推动。

（2）频率多在200次/分左右。

（3）要求顺穴位、顺经络、顺纤维、顺趋势。

☙ 临床运用

（1）用于线性穴位的操作手法，如开天门、推坎宫、清天河水、推箕门等。

（2）上推为补、为升、为温，如推上三关；下推为泻、为降、为清，如退六腑。

（3）顺纤维直推为重要理筋整复手法，多用于小儿筋伤。要求力度稍重，频率较缓。

（二）旋推法

旋是回旋，推有位移。旋推法为表面有摩擦，同时又带动深层组织的回旋运动。

☙ 技术要领

（1）前臂摆动，手腕放松，蓄力于指，力度稍重，"皮动肉也动"。

（2）频率较快，可达120～160次/分。旋推轨迹多为圆形。

（3）顺时针为补，逆时针为泻。

☙ 临床运用

只用于手指螺纹面。如补脾经、补肾经、清肺平肝、心肝同清等。

（三）分推与合推法

从中央同时向两边推，为分推，又称分法；从两边同时向中央推动称合推，又称合法。

☙ 技术要领

（1）两侧用力对称，部位对称，速度均一。

（2）轻快而不滞，频率120～200次/分。

（3）头面、手腕、背部多用拇指，腹部可用拇指、多指或大鱼际。

☙ 临床运用

分推即"分阴阳"，合推即"合阴阳"，有调节阴阳、气血、寒热之功。分推法多用于起式，能分别阴阳，分理气血，激活经络与穴位，还能消积导滞，化痰行气，合推法与之同功。

二、摩法

较轻的环形运动为摩法。可以单指摩法、多指摩法和掌摩法。

❁ 技术要领

（1）要求轻贴皮肤，轨迹为圆形。

（2）圆周各处操作的力度、速度均匀。食指、中指、无名指三指摩时，手指应并拢。

（3）力度较轻，不带动深层组织运动，古人谓"皮动肉不动"。

❁ 临床运用

（1）摩法力度很轻，患儿感觉舒适。摩囟门、摩中脘、摩关元、摩神阙等为温补，用于体虚。摩中脘、摩腹能消食化积行气，用于脘腹胀满、肠鸣腹痛等。

（2）古人谓缓摩为补，急摩为泻。

（3）摩法的方向古有"左转补兮右转泻"之说，后人多采用逆时针为补，顺时针为泻。临床上应根据病情合理选择方向。

三、运法

由此往彼的弧形或环形推动。用拇指运或食指、中指、无名指三指运。

❁ 技术要领

（1）弧形或圆形轨迹要流畅，不要突然转折、中断、停止。

（2）弧形运作可始终沿一个方向，也可来回运作。

（3）古人谓"宜轻不宜重，宜缓不宜急"，频率约80～120次/分。

☙ 临床运用

（1）用于弧形或圆形穴位。

（2）运者，运输，有转运、输送之意。能平衡起点与终点的关系，如运土入水和运水入土；也是祛邪导滞的重要方法，如运中脘、运太阳、运腹等。

（3）因其摩擦产热而适用于虚寒证。如运丹田。

四、揉法

吸定基础上的回旋运动称揉法。临床有拇指揉、多指揉、掌根揉和鱼际揉等。

☙ 技术要领

（1）指下吸定，不得移动。古人谓"肉动皮不动"。

（2）沉肩、垂肘、腕部放松。

☙ 临床运用

（1）揉法柔和舒适，最能放松。

（2）因其力度、部位、频率、方向和深浅随证而变，最大限度满足个体病情，针对性强，古人谓"揉以和之"，言其调和阴阳与气血。

（3）指揉法多用于点状穴位，常与点、按、振等法结合，形成3揉1点（按、振）或5揉1点的定式。掌揉法多用于腹部，消散力强，是治疗小儿腹痛、腹胀、食积、便秘等的重要方法。鱼际揉多用在面部。

五、按法

稍大面积的垂直下压为按法。

❧ 技术要领

（1）接触面积比点大，多用指腹和手掌。

（2）指、掌着力，先轻渐重，由浅入深，得气为度。每按压至小儿最大忍受度时，可适当停留数秒，放松，再按。

❧ 临床运用

（1）指按法接触面积小，刺激强，适用于穴位及痛点。掌按法接触面积大，压力亦大，适用于腰背、脊柱和腹部。

（2）按之则热气至。按法是温补法的代表。如按肾俞、按小腹可聚元气、散寒邪，适用于虚寒证。

（3）按而散之。按法向下用力，长于消散，可用于脘腹痛、便秘、腹胀、厌食等。

六、掐法

掐以甲入。甲是指甲，入为刺入，即以指甲刺入皮肤，又称"切法""爪法""指针法"。

❧ 技术要领

快进快出；垂直施力。

❧ 临床运用

（1）急救醒神。如掐人中、掐攒竹、掐合谷、掐涌泉、掐老龙、掐精威、掐五指节等。

（2）借其强刺激发汗祛邪，用于外感。如掐耳背高骨。

（3）中病即止，严格控制次数，不宜作为常规手法，不要掐破皮肤。古时多以掐后儿不做声为"不治"。

七、捏法

特指捏脊疗法。

临床有两种术式。一种以两手拇指置于脊柱两侧，从下向上推进，边推边以拇指与食指、中指捏拿起脊旁皮肤，此法为普通捏脊法；另一种为双手食指、中指、无名指及小指屈曲并重叠，以食指第2指节垂直于脊柱正中，从下向上推进，边推边以两拇指交替夹持起脊柱正中皮肤，此法为冯氏捏脊法。

❀ **技术要领**

（1）均从龟尾向上推进，直至大椎。

（2）捏起皮肤多少及提拿力度要恰当，捏得太紧不容易向前捻动推进，捏得太松则不易提起皮肤；推进与捏拿要流利。

（3）一般捏脊法多操作3遍以上，冯氏捏脊法为6遍。最后1遍操作时，每捏3次提1次，提时力度沉重，多有皮肤与筋膜剥离声响。

❀ **临床运用**

（1）攻补兼施，能明显增强小儿体质。

（2）两种捏脊疗法的操作方法和作用部位有别。由于手的惯常定式使普通捏脊法主要刺激脊旁，冯氏捏脊法主要刺激脊柱。脊旁多与夹脊穴和背俞穴有关，正中则偏重督脉，故普通捏脊法长于调理五脏，冯氏捏脊法温补功著。

（3）消积化痰行气。尤长于治疗疳积，临床又称为"捏积"。

疳积指小儿脾胃虚弱，运化失常，以致其干枯羸[léi]瘦的疾患。由多种慢性疾患引起，临床以面黄肌瘦、头皮光急、毛发稀疏枯焦、腮缩鼻干、唇白、睑烂、脊耸体黄、咬甲斗牙、焦渴、嗜异、腹部膨隆、精神萎靡为特征。

（4）传统为从下向上捏，今有从上向下捏之说，可供参考。

（5）捏3次提1次刺激强度大，小儿多哭闹，应最后操作，且不宜强求弹响。

八、捣法

节奏性敲击穴位的方法称捣法。可用屈曲的中指指端或食指、中指指间关节髁[kē]击打。

技术要领

（1）瞬间作用，快落快起，节奏感强。

（2）小儿穴区太小，应注意部位的固定和击打的准确性。

临床运用

（1）用于点状穴区，特别是四肢关节处，能活络通关、镇惊定志，如捣小天心。

（2）用于头部、额部，嘣嘣声响，与弹法同功，能醒脑开窍。

（3）用于小儿遗尿、抽动症、多动症及鼻炎、鼻窦炎、耳鸣耳聋等。

九、拿法

捏而提起谓之拿。分为拇指与食指、中指的三指拿，拇指与其余四指的五指拿。

❖ **技术要领**

（1）沉肩、垂肘，朝后上方拿起。

（2）两手同时或交替拿起，快拿快放，节奏感强。

❖ **临床运用**

（1）重要的放松手法，具有疏通经络、活血化瘀之功，用于肢体疼痛、强直、肩背酸楚等，如拿颈肩部。

（2）方向为向上向外，有升提气机、发散外邪的作用，如拿风池。

（3）腹部拿法减肥助消化。提拿肚角，镇痛良效。拿肩井为常用收势。

十、捏挤法

以双手拇指、食指二指对称置于穴位四周，同时用力向穴位中央推挤称捏挤法。

❖ **技术要领**

两手四指对称，穴位在正中央，四指在穴位周围正方形的四个角上；捏挤时，四指沿正方形的对角线同时向中央发力，手指在皮肤表面并无摩擦，而是推挤皮下组织。

❖ **临床运用**

（1）强刺激手法，其刺激量比常规推拿手法强，比取痧法（刮痧、拧痧、扯痧）轻。与取痧同功，用于小儿发热、中暑、神昏、感冒等。

（2）消导之力强，用于食积、痰浊、流涎、肥胖等证。

十一、取痧法

运用特殊手法快速作用于人体皮肤，使其潮红，并出现细小如沙（痧之名源于此）粒状的深红色斑点称推拿取痧法。

☘ 技术要领

（1）主要有揪痧、拧痧、扯痧、刮痧（器械）等。取痧部位有前额、人迎、前胸、大椎、七节骨、肘窝、腘窝等。

> **📖知识链接**
>
> 　　揪痧操作方法为五指屈曲，将中指和食指弯曲如钩状，用食指、中指的第二指节对准取痧的部位，把皮肤与肌肉夹起，用力向外滑动，然后松开。如此一夹一扯一放，反复进行，以有"巴巴"声响为佳。拧痧（又名扯痧、提痧）操作方法为五指屈曲，以大拇指与食指对准取痧部位，用力夹紧并扯起，提拧皮肤至最高处时，两指和被夹起的皮肤一同适度旋转，然后松开，使皮肤恢复原状，如此一提一拧一放，反复进行。揪痧、拧痧均可在同一部位连续操作10~30次，至皮肤出现紫红色痧斑为度。刮痧是应用特制的刮痧工具，在人体体表的经络、腧穴及病变部位进行刮拭。

（2）手法从重从快，取痧器具要光滑、整洁，多用冷水、酒精或植物油为介质，见痧则止，小儿皮肤细嫩，应控制力度。

（3）不宜作为常规治疗方法运用。

♣ 临床运用

（1）适用于痧证。痧为传统中医病名，指因气候影响，小儿身热不扬、汗出不畅，邪不得解而表现为心慌、头昏、脘痞腹胀、转筋吐泻，甚至昏厥等为特征的一种病症。传统医籍有转筋痧、绞肠痧、痧气病、痧胀病等。

（2）取痧能清解暑热，发散外邪，透营转气。可用于外感、高热等。

十二、搓法

在夹持基础上来回运动为搓法。其法为用双手掌夹持小儿一定部位，相对用力，快速搓揉，并作上下往返移动。

♣ 技术要领

夹持松紧适度，双手用力均衡，搓动快，移动慢。

♣ 临床运用

（1）运用于柱状部位，如上肢、下肢、胸廓和胁肋等。

（2）用于四肢活血化瘀，放松肢体。用于胸廓和胁肋顺气、化积、化痰、消痞、散结。

第二章　小儿推拿常用手法

十三、捻法

夹持搓揉谓之捻。

⚘ **技术要领**

拇指、食指对称着力夹持肢体，快速搓揉，缓慢移动，动作自然连贯。

⚘ **临床运用**

（1）适用于手指、足趾。能舒筋活络，调畅气血。用于指、趾的损伤和/或疼痛等。

（2）捻耳与依次捻手指与脚趾，均是重要的调节心神、健脑益智之法，用于小儿脑瘫、语言障碍、耳鸣耳聋、多动等。

十四、摇法

使肢体做被动环转运动的方法称为摇法。

⚘ **技术要领**

（1）以一手托住或握住关节近端，另一手握住关节远端，双手协调，做相反方向的环转运动。

（2）环转的轨迹为一圆锥体。顶点在关节处，底为关节远端肢体环转运动所呈的圆形轨迹。固定顶点，圆形轨迹为其基本要点。

（3）摇动的范围由小至大，频率由慢渐快。

⚘ **临床运用**

（1）用于肩、肘、腕、髋、膝、踝［huái］等关节，能增强其运动范围。适应于伤筋及各种关节功能活动障碍，如臂丛神经损伤、脑瘫、五迟、五软、五硬等。

　　（2）动摇肢体，活气血、通经络、消积滞。能导引阳气，用于阳虚倦怠等。

十五、振法

　　以高频率振动肢体或穴位的方法为振法。有掌振法和指振法。

　　🌼 **技术要领**

　　指或掌吸定于某一部位或穴位，前臂强直性收缩，细微振动。要求蓄力于掌或指，形神合一。

　　🌼 **临床运用**

　　（1）先有点按，后行振动。有了振动，产生机械波，有利于点按刺激的纵向深透和横向扩散。

　　（2）振动使原有刺激变得柔和。

　　（3）频率很高，有消散之功。于肢体可通经活络，镇痛消炎；于脘腹能消积导滞，消痞散结；于小腹和腰骶可导引元气，以温补见长。

十六、擦法

　　以手在小儿体表做直线往返摩擦运动，称为擦法。分为掌擦法、大鱼际擦法（也称鱼际擦法）、小鱼际擦法（也称侧擦法）、指擦法等。

❧ 技术要领

（1）以拇指或食指、中指、无名指的指腹面，手掌面、大鱼际、小鱼际部分着力，附贴在小儿体表一定的经络或特定穴，或治疗部位的皮肤，稍用力下压，肩关节放松，以肩关节为支点，上臂前后移动，肘关节做屈伸运动，带动前臂使着力部分在小儿体表做上下或左右方向的直线往返摩擦运动，使之产生一定的热量。

（2）直线往返运动，局部透热为度，可配合使用按摩油。

（3）不可擦破皮肤，操作时不可屏气，擦后所擦部位不可再使用其他手法。

❧ 临床运用

掌擦法多用于肩背、胸肋部。大鱼际擦法多用于四肢、肩胛骨上部。指擦法多用于头面、四肢穴位等。

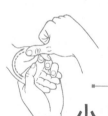

第二节

小儿推拿复式手法

小儿推拿复式操作手法指具有特定手势、步骤、名称和特定主治功用的一类手法。单式手法仅一招一式，复式手法乃多法联合；单式手法穴位单一，复式手法同时运用多个穴位；单式手法可用于多个穴位和部位，如推法就有推攒竹、推七节骨、推板门、推箕门之不同，而复式手法既定俗成，只用于特定部位和穴位；单式手法以按抑类手法为主，如推、拿、揉、按、摩、运、掐、捣等，而复式手法多有关节运动，如摇抖肘、苍龙摆尾等。

复式操作手法命名原则：根据操作时的动作形象而定，如"苍龙摆尾""双凤展翅""老虎吞食"等；依据手法和穴位而定，如"运土入水""运水入土"等；依据主治功用命名，如"止泻四法""飞经走气"等。

一、黄蜂入洞

☙ 穴位

两鼻孔。

❀ **操作**

左手扶小儿头部，右手食指、中指二指指端轻揉小儿两鼻孔（实际操作多揉于鼻孔下方）20～30次。

❀ **应用**

发汗、宣肺、通鼻窍。用于感冒风寒、鼻塞流涕、恶寒无汗等。

知识链接

恶寒，中医症状名。凡自觉怕冷、多加衣被或近火取暖，仍感寒冷不能缓解的，称为恶寒。

二、猿猴摘果

❀ **穴位**

两耳尖、两耳垂。

❀ **操作**

双手拇指、食指二指夹持小儿两耳尖向外向上牵拉，一拉一放，使耳尖发红发热，随后就势向下捻揉耳郭并向下牵拉耳垂，每牵拉3～5次耳尖向下捻揉耳郭、牵拉耳垂1次，此为1遍，操作3～5遍。

❀ **应用**

性温。健脾行气、化痰、镇惊。用于小儿惊惕、夜啼、四肢抽搐、饮食积滞等。

知识链接

惊惕指惊惧、警惕。

三、黄蜂出洞

♣ 穴位

心经：中指螺纹面。

内劳宫：手掌正中央，约第3掌骨中点取穴。

小天心：位于大、小鱼际交接之凹陷中。

总筋：腕横纹中点。

手阴阳：腕横纹两端，桡侧为阳池，尺侧为阴池，合称手阴阳。

♣ 操作

一掐中指心经，二掐内劳宫，均3~9次，三捣小天心30~40次，四掐总筋3~9次，五从总筋穴起分推手阴阳，每分推3~5次至两侧时就势点按阳池和阴池1次，此为1遍，操作3~9遍。

♣ 应用

性大热。发汗解表、定惊。用于外感风寒、惊风、夜啼。

四、按弦走搓摩（搓摩胁肋）

♣ 穴位

胁肋：躯体两侧，从腋下至肋缘的区域。

天枢：在腹部，横平脐中，前正中线旁开2寸（以小儿拇指指关节的宽度作为1寸，下同），左右各一。

♣ 操作

抱小儿同向坐于大腿之上，嘱小儿两手交叉置于头顶；两手掌置于小儿两腋下，从上至下依次推抹、搓揉各10~20

次，最后一次搓揉至肚脐平面时，双手中指同时点按两侧天枢穴，并一拂而起，此为1遍，操作3～6遍。

❀ 应用

理气化痰，消积散结。用于小儿痰多咳嗽、胸闷憋气、厌食、腹胀、腹痛、疳积及肝脾肿大等。

> **知识链接**
>
> 疳积指小儿脾胃虚弱，运化失常，以致干枯羸[léi]瘦的疾患。其由多种慢性疾患引起，临床以面黄肌瘦、头皮光急、毛发稀疏枯焦、腮缩鼻干、唇白、睑烂、脊耸体黄、咬甲斗牙、焦渴、嗜异、腹部膨隆、精神萎靡为特征。

五、水底捞明月

❀ 穴位

小天心：位于大、小鱼际交接之凹陷中。

内劳宫：手掌正中央，约第3掌骨中点取穴。

❀ 操作

一手握持手掌，另一手拇指自小指根起，沿小鱼际推至小天心，转入内劳宫处，做捕捞状，后一拂而起，操作30～50次。亦可将冷水滴入小儿掌心，以拇指或中指端旋推，边推边吹凉气。

❀ 应用

性寒凉。用于小儿发热、心烦及各种热证。

六、打马过天河

❧ 穴位

内劳宫：手掌正中央，约第3掌骨中点取穴。

天河：前臂内侧正中，总筋至洪池（曲泽）呈一直线。

❧ 操作

一手拇指按于内劳宫，另一手食指、中指二指从腕横纹循天河向上拍打（亦可用弹法）至肘横纹，以红赤为度。可以边拍打边吹凉气。

❧ 应用

退热、活络。用于高热、烦渴，手臂痛和关节不利等。

七、双凤展翅

❧ 穴位

承浆：下唇下，当颏［kē］唇沟正中凹陷处。

颊车：下颌角前上方一横指，用力咬牙时，咬肌隆起处。

听会：在面部，耳屏间切迹与下颌骨髁［kē］状突之间的凹陷中。

太阳：外眼角与眉梢连线中点后方凹陷处。

眉心：双眉中间处。

人中：人中沟上1/3与沟下2/3交界处。

❧ 操作

两手拇指、食指二指夹持两耳捻揉数次，并向上提，提毕，依次掐承浆、颊车、听会、太阳、眉心、人中，此为1遍，操作3～5遍。

❧ 应用

疏风宣肺。用于外感、咳嗽、流涎等。

八、运土入水和运水入土

❧ 穴位

拇指属土，脾经所在，小指为水，肾经所居。拇指指根至小指指根沿手掌边缘所呈弧线即运土入水和运水入土的路线。

小天心：位于大、小鱼际交接之凹陷中。

❧ 操作

运土入水为从拇指指根起，经大鱼际、小天心、小鱼际运至小指指根处，操作1~2分钟。反方向即为运水入土。

❧ 应用

运土入水清泄中焦，补益肾水，用于土盛水枯之证，如尿频、尿痛、尿赤、热秘、吐泻等。运水入土用于水盛土枯之证，如泄泻、虚秘、腹胀等。

九、开璇玑

❧ 穴位

璇玑：在胸部，前正中线上，胸骨上窝中央下1寸。

中脘：脐上4寸，当剑突下至脐连线中点。

巨阙 [què]：在上腹部，脐中上6寸，前正中线上。

❧ 操作

分推胸八道：以两手拇指或四指同时自璇玑自上而下依次从正中分推至季肋部8次。

推中脘：两手交替从巨阙向下直推至脐24次。

摩腹：以脐为中心顺时针摩腹1～2分钟。

气沉丹田：从脐向下推至耻骨联合，操作1分钟。

✿ 应用

通调上、中、下焦。宽胸理气、降气化痰、和胃止呕。用于胸闷咳喘、痰鸣气急、胃痛、恶心呕吐、腹痛腹泻、便秘等。

十、调五经（脏）

✿ 穴位

五经穴：五指螺纹面，拇指、食指、中指、无名指、小指依次对应脾经、肝经、心经、肺经、肾经。

十宣穴：十指尖，距指甲游离缘约0.1寸，两手共10个穴位。

小天心：位于大、小鱼际交接之凹陷中。

一窝风：手背，掌横纹中央之凹陷。

✿ 操作

一手拇指与中指相对，捏住小儿小天心和一窝风，另一手拇指与食指相对从小儿拇指起，依次捻揉拇指、食指、中指、无名指和小指螺纹面，捻3～5次，拔伸1次；后以拇指指甲从拇指至小指逐指轻快掐十宣穴3～5次，此为1遍，共操作10遍，左右手可同时操作。

✿ 应用

和调五脏，是重要的健脑益智与增强小儿协调性的操作方法，用于辅助治疗脑瘫、智障、语言不利、流涎、夜卧不安、高热、神昏及胃肠功能紊乱等病症，常做有保健之功能，操作时要配合语言提示。

十一、抱肚法

✿ 操作

抱小儿同向坐于大腿上。两手从腋下插入，置于胸前，两手手掌重叠，掌心向后，两手向后尽力挤压，同时配合挺胸、挺腹。从胸腔逐渐向下至盆腔为1遍，操作5～10遍。

✿ 应用

通调三焦，宣肺、排浊、降气、通便。用于咳嗽、痰鸣、胸闷、腹胀、便秘、反复感冒等。

十二、肃肺法

✿ 操作

抱小儿侧向坐于大腿，双掌一前一后夹持前胸与后背，从上至下，依次推抹、搓揉5～8遍，振拍3～5遍。

✿ 应用

肃肺、降逆、化痰。用于咳嗽、哮喘、咽喉不利。

十三、双风贯耳

✿ 穴位

耳窍。

✿ 操作

以两手掌心正对耳窍，同时快速向中部挤压，并密闭耳窍，然后突然放开，反复操作10次左右。

♣ 应用

治疗各种耳疾。因肾开窍于耳，该法能健耳强肾，益智复聪。

第三章

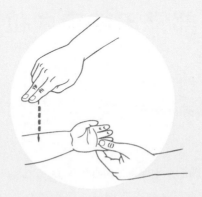

小儿推拿各部位常用特定穴位及操作

小儿推拿，一学就会

　　腧穴是人体脏腑气血输注于体表的一定部位。传统腧穴多与经络相连，多为点状区域。小儿推拿特定穴位是指具有固定名称、穴区、操作方法和主治功用的特殊穴位，具有不同于传统腧穴的特点。

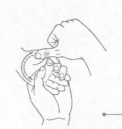

第一节

头面部常用特定穴位及操作

一、头面四大手法

✧ 穴位

天门：两眉正中至前发际呈一直线（图3-1）。

坎宫：自眉头起沿眉梢呈一横线，左右对称（图3-1）。

太阳：外眼角与眉梢连线中点后方凹陷处（图3-1）。

耳后高骨：耳后乳突下约1寸许凹陷中（图3-2）。

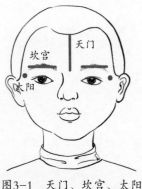

图3-1　天门、坎宫、太阳

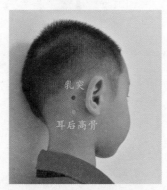

图3-2　耳后高骨

❧ 操作

（1）开天门：以两手拇指交替从两眉正中推向前发际24次。

（2）推坎宫：两手拇指自眉心同时向眉梢分推64次。

（3）揉太阳或运太阳：以两手拇指或中指指腹置于该穴揉动或在其表面转圈1~2分钟。

（4）掐揉耳后高骨：以两手拇指或中指指端置于该穴掐揉之，揉3次掐1次为1遍，共10遍。

❧ 功效

疏风解表，调和阴阳与气血。

❧ 应用

疏风解表，适用于一切外感病证。调和阴阳与气血，适用于一切内伤杂证。头面四大手法作为整体操作手法是临床运用最多的程序，在古代小儿推拿中，甚至每病必用，每人必用。

二、囟门推拿法

❧ 穴位

囟门：在1~1.5岁以前小儿前发际正中直上约2寸许未闭合的菱形骨陷中（图3-3）。

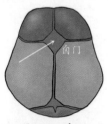

图3-3 囟门

百会：在头部，前发际正中直上5寸。头顶正中线与两耳尖连线的交叉处（图3-4）。

❧ 操作

（1）摩囟：以食指、中指、无名

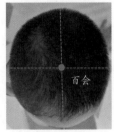

图3-4 百会

指三指并拢缓缓摩动囟门。

（2）揉囟：以三指或拇指指腹轻揉囟门。

（3）推囟：以拇指桡侧快速来回轻搔囟门。

（4）振囟：以拇指指腹或掌根高频率振动囟门。

上述四步连续操作，一气呵成，每个手法操作1分钟左右，称"囟门推拿法"。囟门已闭，百会代之。

✿ 功效

祛风定惊，益智健脑，升阳举陷，通窍。

✿ 应用

囟门、百会是重要的儿童健脑益智穴位。用于夜啼、多动、自闭、久泻、脱肛、遗尿等。

三、颊车

✿ 位置

下颌角前上方一横指，用力咬牙时，咬肌隆起处（图3-5）。

✿ 操作

或点按，或掐揉，或振按。点按10次；揉3次掐1次为1遍，共10遍；振按1～2分钟。

✿ 功效

利牙关，解痉挛，止流涎，止痛，开窍。

✿ 应用

用于牙周疾病，有健齿之功；用于各种抽动、闭证、痉证、牙关紧闭、口眼歪斜等；用于多动、睡中啮［niè］齿、抽动秽语综合征、面瘫等。

啮齿即磨牙。

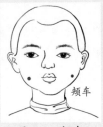

图3-5　颊车

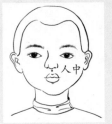

图3-6　人中

四、人中

❖ 位置

人中沟上1/3与沟下2/3交界处（图3-6）。

❖ 操作

以拇指指甲掐人中10次左右，或以苏醒为度。

❖ 功效

醒神开窍。

❖ 应用

人中是急救要穴，也用于流涎、睡中磨牙、扁桃体肿大等。

五、承浆

❖ 位置

下唇下，当颏［kē］唇沟正中凹陷处（图3-7）。

❖ 操作

或掐，或揉。掐3~5次，揉1~2分钟。或揉3次掐1次，操作1~2分钟。

⚘ 功效

生津敛液，舒筋活络。

⚘ 应用

用于口燥咽干、口舌生疮、鹅口疮、流涎不止、口歪、齿痛等。

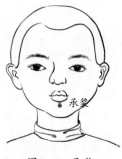

图3-7　承浆

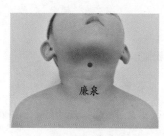

图3-8　廉泉

六、廉泉

⚘ 位置

在颈前区，前正中线上，喉结上方，舌骨上缘凹陷中。在颈部正中线与喉结正上方横皱纹交叉处（图3-8）。

⚘ 操作

或揉，或掐，或点按。揉1~2分钟，掐3~5次，点按10次。

⚘ 功效

约束津液，养阴润燥。

⚘ 应用

用于流涎、头汗多、语言不利、失语、聋哑、舌肿痛、口舌生疮、口腔溃疡等。

七、鸣天鼓

♣ 位置

耳窍。

♣ 操作

①方法一：以一掌从耳后向前将耳郭折叠并按压密闭，另一手食指、中指、无名指三指节律性叩打按压之手掌。

②方法二：双掌同时从两耳后向前使耳郭折叠，耳窍密闭，中指紧贴头皮，食指置于中指背面，快速从中指背滑下，弹击后脑勺，嘣嘣声响，多3次为1个节拍，操作9个节拍。

♣ 功效

通窍醒脑，益智健肾。

♣ 应用

耳部诸疾，如耳鸣、耳聋、听力障碍以及痴呆等，也是小儿常用的保育方法。

第三章 小儿推拿各部位常用特定穴位及操作

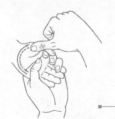

第二节

颈项部常用特定穴位及操作

一、风府（振脑门）

❀ 位置

后发际正中直上1寸，枕外隆凸直下凹陷中（图3-9）。

❀ 操作

以中指或拇指点或揉1分钟。一手置于前额扶稳头部，另一手小鱼际横置于风府，来回摩擦令其发热。一手置于前额扶稳头部，另一手握拳轻叩风府数次，随后以小鱼际向上托住风府振之；因风府又名脑门，故此法称之为振脑门。

❀ 功效

疏风解表，醒脑开窍。

❀ 应用

祛风，治感冒、头痛。健脑，治疗各种无意识动作。

二、风池

✤ 位置

在枕骨下，当胸锁乳突肌与斜方肌上端之间的凹陷处，左右各一（图3-9、图3-10）。

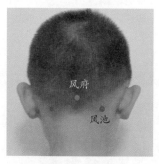

图3-9　风府

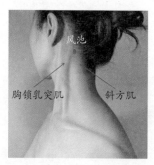

图3-10　风池

✤ 操作

可点、可揉、可拿。

✤ 功效

发汗解表，祛风散寒。

✤ 应用

用于外感疾病和头目诸疾，并能增强适应能力和体质。

三、肩井

✤ 位置

在肩胛区，第7颈椎棘突下（大椎）与肩峰最外侧点连线的中点。小儿推拿指肩部大筋（斜方肌）（图3-11）。

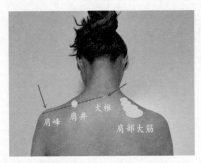

图3-11　肩井

❧ **操作**

可点揉，操作1～2分钟。或用拇指与食指、中指拿肩井1～2分钟。

❧ **功效**

发汗解表，宣通气血，升提气机。

❧ **应用**

治各种感冒，发散能力强，拿和点按肩井多用于治疗结束，总收法。

四、天柱骨

❧ **位置**

颈后发际正中至大椎穴呈一直线（图3-12）。

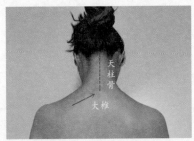

图3-12　天柱骨

❧ 操作

先以手掌自上而下轻拍天柱骨20余次，继则用拇指，或食指、中指二指自上而下直推至局部皮肤潮红。

❧ 功效

祛风散寒，降逆止呕，清热。

❧ 应用

清法代表，治疗风热感冒、风热咳嗽、肺热喘证、咽喉不利、咽痛、鼻衄等；降法代表，治溢乳、恶心、呕吐、呃逆、嗳气、头痛、头晕等。

> **知识链接**
>
> ①鼻衄俗称鼻出血。②呃逆即打嗝，指气从胃中上逆，喉间频频作声，声音急而短促。③嗳气是胃中气体上出咽喉所发出的声响，其声长而缓，俗称"打饱嗝""饱嗝"，是各种消化道疾病常见的症状之一。

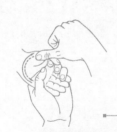

第三节

胸腹部常用特定穴位及操作

一、天突

   ⚘ 位置

颈部，前正中线，胸骨上窝中央（图3-13至图3-15）。

   ⚘ 操作

以中指指腹按或揉天突，按10次左右，揉1～3分钟。亦可捏挤天突10次。

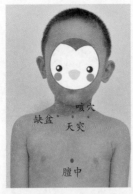

图3-13　天突

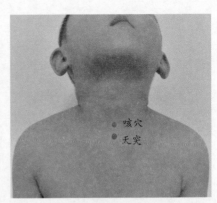

图3-14　咳穴

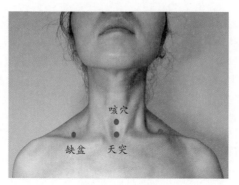

图3-15　缺盆

♧ 功效

理气化痰，止咳平喘，利咽喉，催吐催咳，降逆止呕。

♧ 应用

用于喉痒即咳、咽喉肿痛、胸闷不舒、喘息、呕吐等。

二、咳穴

♧ 位置

颈部，前正中线，天突上1寸（图3-13至图3-15）。

♧ 操作

取坐位，一手固定小儿头部，另一手中指横向置于咳穴，用力下按并快速横拨1～3次。

♧ 功效

吐法代表，催咳催吐。

♧ 应用

用于呼吸急迫、咳嗽痰多、哮喘发作、痰涎壅［yōng］盛、食物中毒等。

三、缺盆

✿ 位置

锁骨上窝中央，距前正中线4寸，左右各一（图3-13至图3-15）。

✿ 操作

以两手拇指或食指指腹置于两侧缺盆，同时逐渐用力下按至小儿最大忍受限度，持续数秒后放开，反复操作1分钟。

✿ 功效

顺气化痰，镇咳平喘，通络止痛。

✿ 应用

用于各种咳嗽、哮喘、胸闷、痰多等，也用于胸痛、腰背痛、咽喉痛等。

四、膻［dàn］中

✿ 位置

胸部，前正中线上，平第4肋间，两乳头连线中点取穴（图3-16）。

✿ 操作

或揉，或分推，或下推。揉约1分钟，分推与下推各20～40次。亦可中指置于膻中，食指与无名指置于两乳旁或两乳根，同时揉三穴，操作1～3分钟。

✿ 功效

理气顺气，止咳化痰，开胸散结。

❀ 应用

咳嗽、胸闷、喘证、哮证、咽喉肿痛、痰多等。

五、胁肋

❀ 位置

躯体两侧，从腋下至肋缘的区域（图3-17）。

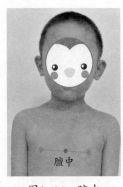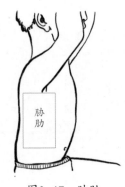

图3-16　膻中　　　　　图3-17　胁肋

❀ 操作

参阅复式操作手法之按弦走搓摩（搓摩胁肋）。

❀ 功效

疏肝解郁，行气化痰，消痞［pǐ］散结。

（🔖知识链接）

　　痞在中医上是指胸腹间气机阻塞不舒的一种自觉症状，有的仅有胀满的感觉，称"痞块""痞积"。

用于咳嗽、胸胁胀满、胸闷、脘腹疼痛、便秘、口臭、嗳气、腹部包块等。

六、中脘

⚜ 位置

脐上4寸，当剑突下至脐连线的中点（图3-18）。

⚜ 操作

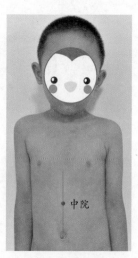

图3-18　中脘

可点按，可揉，可指摩、可掌摩，可下推，可振。点按10次，揉1~3分钟，摩、推、振各1分钟。

⚜ 功效

调中和胃，消食化积，健脾。

⚜ 应用

下推与向下振按为降法代表，用于腹胀、食少等。向上振按为吐法代表，用于积滞、食物中毒等。振揉法能健脾胃。

七、腹

⚜ 位置

整个腹部（图3-19）。

⚜ 操作

腹部十法（仰卧位）

（1）摩腹：全掌摩腹，以肚脐为圆心，肚脐至剑突下距离的2/3为半径作圆，其圆周轨迹即为摩腹路径，顺时针与逆时针各摩1~3分钟。

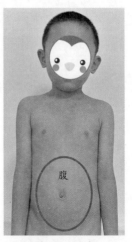

（2）揉腹：以全掌或掌根置于腹部回旋揉动，边揉边缓缓在腹部移动，操作1~3分钟。

（3）振腹：单掌或双手掌重叠置于腹部，前臂强直性收缩、高频率振动，操作约半分钟。

图3-19　腹

（4）按腹：单掌或双手掌重叠垂直于前正中线，从上至下按压腹部，掌随呼吸起伏，操作3~5遍。

（5）推腹：以两手拇指指腹从剑突下起沿肋弓边缘两侧分推，边分推边朝下移动，直至脐平面，称为分推腹阴阳；亦可双手掌交替从上而下推腹部，各操作10遍。

（6）挪腹：双手握拳，以拳背置于腹正中线两侧，先按压，再内旋，从上至下为1遍，操作3~5遍。

（7）荡腹：双手重叠（左手在下）垂直于腹正中线，先以掌根将腹推向对侧，再用手指将其拨回，形若波浪荡漾，从上至下为1遍，操作3~5遍。

（8）抄腹：仰卧位或俯卧位，两手掌分别从两侧插入腰（腹）之下，将腰（腹）托起，左右晃动数下，后两手同时向上抛，3~5次轻1次重，1重时腰（腹）刚好抛离床面，两手迅速抽离，使腰（腹）自由落下，操作1分钟。

（9）挤碾腹：找准腹部脂肪堆积处，以一手手掌置于一

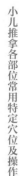

侧，另一手握拳以拳背置于另一侧，两手同时做顺时针方向转动，使两手间的部位受到挤碾，每一位置操作至局部发红为度。

（10）拿腹：一手拇指在腹之一侧，另一手食指、中指、无名指与小指在腹之另一侧，双手同时向腹中部推进，至中部时两手改为两手拇指与其余四指相对，将腹壁与脂肪提拿起，操作1分钟。

❧ 功效

调理肠道，健脾和胃，理气消食。

❧ 应用

广泛用于各种儿科疾病。摩、揉、振、推腹手法柔和，偏于补；挪、荡、拿、挤碾、按、抄腹手法刚毅，偏于泻。

八、天枢

❧ 位置

在腹部，横平脐中，前正中线旁开2寸，左右各一（图3-20）。

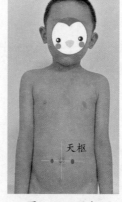

图3-20　天枢

❧ 操作

可揉、可点按。若中指置于神阙，食指与无名指分别置于天枢，同时揉三穴，称揉脐并天枢，操作1~3分钟。亦可以小鱼际横擦令其发热。

❧ 功效

疏调大肠，理气消滞。

❧ 应用

消法代表。用于便秘、腹胀、腹泻、腹痛、胃肠炎、肥胖、恶心呕吐等。

九、神阙

❧ 位置

神阙：肚脐正中央（图3-21）。

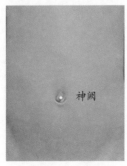

图3-21　神阙

❧ 操作

可摩、可点、可揉、可振，共1~3分钟；捏挤10次，或五指伸开，罩住肚脐，五指逐渐内收，抓拿起肚脐及其周围皮肤，用力抖动，称抓拿脐或抖脐，操作10次。

♧ 功效

益元固本，消积泄浊，温阳散寒，补益气血。

♧ 应用

肾虚所致之遗尿、小便频数、五迟五软、解颅、久泻、完谷不化、虚秘、脱肛等。积滞所致之腹泻、肠鸣、腹痛、肥胖等。还能增益体质、促进智力。

知识链接

①五迟五软：五迟为立、行、语、发、齿迟；五软为头项、口、手、足、肌肉软。②解颅：以小儿囟门应合不合，反而宽大，颅缝裂解为主要特征的病证，相当于西医学所指的先天或后天性脑积水。③虚秘：即虚证所致的便秘，是由于劳倦、饮食内伤或产后、病后以及年老体虚。气血两亏，气虚则大肠传送无力，血虚则津液不能滋润大肠，而导致大便排出困难，以致秘结不通。

十、肚角

♧ 位置

脐下2寸（石门）旁开2寸左右大筋（图3-22）。

♧ 操作

以拇指与食指、中指相对，拿捏起脐旁大筋，用力上提，称拿肚角，拿1～3次，左右两侧分别进行或同时进行操作。亦可用两手拇指指腹同时按揉肚角1～3分钟。

♧ 功效

行气，镇痛，镇惊，消导。

⚘ 应用

消法代表，揉按肚角长于化积通便。拿肚角为止痛要穴，用于各种腹痛。

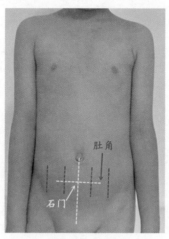

图3-22 肚角

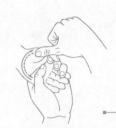

第四节

腰背部常用特定穴位及操作

一、大椎穴

⚘ 位置

后背正中线，第7颈椎棘突下凹陷中（图3-23、图3-24）。

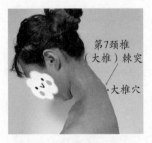

图3-23　大椎侧面观

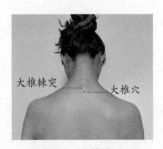

图3-24　大椎背面观

⚘ 操作

以中指或拇指指腹揉大椎穴1分钟，或捏挤大椎穴10次，或于大椎穴取痧。

⚘ 功效

清热利咽，发汗解表。

❧ 应用

外感及内伤发热、咳嗽等。

二、五背俞穴（肺俞、心俞、肝俞、脾俞、肾俞）

❧ 位置

在背部膀胱经第一线上，肺俞、心俞、肝俞、脾俞、肾俞依次为第3、第5、第9、第11胸椎和第2腰椎棘突下旁开1.5寸，左右各一（图3-25）。

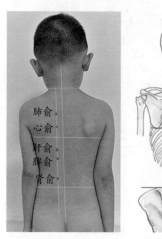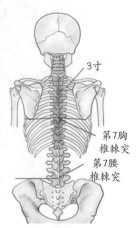

肺俞
心俞
肝俞
脾俞
肾俞

3寸

第7胸椎棘突
第7腰椎棘突

图3-25　五背俞穴

注：两侧肩胛骨下角的连线平对第7胸椎棘突。

❧ 操作

两手拇指或一手食指、中指二指分别置于相应背俞穴，或揉、或按、或振；以小鱼际置于膀胱经第一侧线上下来回快速擦之，透热为度，要求两侧均擦。

❧ 功效

调节脏腑气机，补其虚，泻其实。

✿ 应用

脏腑实证手法稍重，宜点、宜叩、宜擦。虚证宜久揉并振之。

三、七节骨

✿ 位置

第4腰椎棘突至尾骨尖呈一直线（图3-26）。

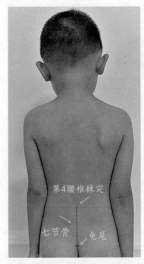

第4腰椎棘突

七节骨　龟尾

图3-26　七节骨、龟尾

注：骨盆两侧最高点的连线经过第4腰椎棘突；肚脐正对背部第4腰椎棘突。

✿ 操作

推1～3分钟；掌根揉1～3分钟；拳眼叩击10～20次令局部潮红；振数次令局部潮红；纵向擦之令局部潮热为度。

✿ 功效

推上七节骨为温、为补、为升，推下七节骨为清、为泻、为降。

❖ 应用

便秘、痢疾、身热、汗出、口苦、口臭等。长于调理二便。

四、龟尾

❖ 位置

尾椎骨末端。但临床多取长强（尾椎骨末端下的凹陷中）（图3-26）。

❖ 操作

可点、可揉、可振，共1~3分钟。

❖ 功效

止泻，通便。

❖ 应用

用于各种腹泻，为止泻要穴。也用于便秘、痢疾、脱肛、肛裂、痔漏等。

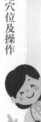

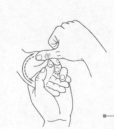

第五节

上肢部常用特定穴位及操作

一、五经穴

♣ 位置

五指螺纹面，拇指、食指、中指、无名指、小指依次为脾经、肝经、心经、肺经、肾经（图3-27）。

♣ 操作

以一手固定握住小儿手腕部，另一手食指、中指、无名指三指固定相应经穴，拇指旋推，顺时针为补、逆时针为泻，向心（向上）推为补、离心（向下）推为泻，每穴推1~5分钟。

♣ 功效

调节相应脏腑。补相应脏腑之虚，泻相应脏腑之实。

♣ 应用

小儿脾肾常不足，心肝多有余，故多采用补脾经、补肾经、清肝经和清心经。补脾经多用于厌食、呕吐、腹泻、疳积、消瘦等；补肾经多用于发育迟缓、头发稀疏、耳鸣耳聋、弱视、遗尿、久泻、水肿等；清肝经用于惊风、夜啼、多动、瞬目、挠耳、吐弄舌、睡中磨牙等；清心经用于口舌生疮、小便涩痛、烦躁不寐、夜啼等；清肺经适用于感冒、咳嗽初起，哮喘发作期，痰鸣、痰饮，皮肤过敏，各种疹子等；补肺经适用于久咳久喘、哮喘缓解期、反复感冒等。

清肺平肝：方法一，小儿左手掌心向上，食指与无名指上翘，以左手虎口插于上翘的食指与无名指和其余三指之间固定，以右手四指快速推其螺纹面；方法二，以双手从小儿左右两侧分别握住其食指和无名指快速推之。

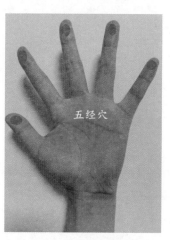

图3-27　五经穴

二、十宣

♧ **位置**

十指尖，距指甲游离缘约0.1寸（约0.33厘米），两手共10个穴位（图3-28）。

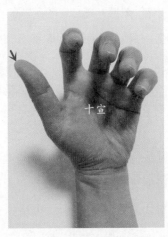

图3-28　十宣

♧ **操作**

以拇指指甲逐指掐之，称掐十宣，每穴掐3~5次。

♧ **功效**

清热、醒神、开窍，调理五脏。

♧ **应用**

用于发热、口疮、心烦等。用于急救，尤其是中暑、高热神昏、惊厥等。

三、胃经

❧ 位置

第一掌骨桡侧缘，赤白肉际（图3-29）。

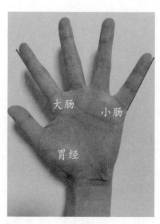

图3-29　胃经、大肠、小肠

❧ 操作

一手虎口插于小儿虎口以固定之，以另一手食指、中指、无名指三指（或拇指）快速从上至下推至第一掌骨桡侧。亦可左手握住小儿左手腕，右手食指、中指二指夹持住小儿拇指，以拇指指腹快速推胃经，操作1～5分钟。

❧ 功效

清胃、降逆、通腑。

❧ 应用

治胃热所致之牙痛、口臭、口疮、消谷善饥等。治胃气上逆之证，如呕吐、嗳气、呃逆。治腑气不通之大便秘结、腹胀、胃脘疼痛等。

🧠 知识链接

①嗳气是胃中气体上出咽喉所发出的声响，其声长而缓，俗称"打饱嗝""饱嗝"，是各种消化道疾病常见的症状之一。②呃逆即打嗝，指气从胃中上逆，喉间频频作声，声音急而短促。

四、大肠

✤ 位置

食指桡侧缘，指尖至指根一条直线（图3-29）。

✤ 操作

以左手虎口于小儿食指与中指间插入并以拇指按住小儿拇指，以右手食指与中指从上向下推为清大肠，从下向上推为补大肠，来回推为调大肠及平补平泻，根据病情选择其一，操作3~5分钟。

✤ 功效

调理肠道、涩肠止泻、清热利湿通便。

✤ 应用

腹泻、脱肛、久痢、小腹冷痛等。也用于胎黄、湿疹、肠胀气、肠鸣、便秘、痢疾等。

五、小肠

✤ 位置

小指尺侧缘，指尖至指根一条直线（图3-29）。

◈ 操作

自指尖向指根直推为补小肠，反之为清小肠。推1～3分钟，临床以清法为主。

◈ 功效

清热利尿，分清别浊。

◈ 应用

用于汗证、癃闭、小便短赤、尿痛、小便浑浊、腹泻等，也治多尿、遗尿等。

知识链接

癃闭又称小便不通或尿闭。以小便量少，点滴而出，甚则闭塞不通为主症的一种疾患。

六、小横纹

◈ 位置

手掌面，食指、中指、无名指、小指掌指关节横纹（图3-30）。

◈ 操作

可揉，可掐，可推。一法为依次于各横纹揉3次掐1次为1遍，操作10遍；横向推1～3分钟。另一法为逐指纵向来回推10遍。

◈ 功效

化积、退热、除烦、消肿、散结。

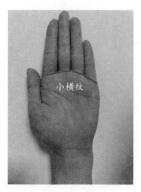

图3-30　小横纹

❧ **应用**

用于烦躁、发热、口疮、流涎等。

七、四横纹

❧ **位置**

掌面，食指、中指、无名指、小指第一指间横纹（图3-31）。

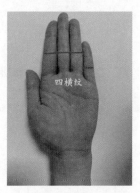

图3-31　四横纹

❧ **操作**

掐揉四横纹：从食指纹起每捻揉3~5次，以拇指甲掐1次，依次揉掐完四指为1遍，共5遍。推四横纹：小儿四指并拢，操作者以拇指指腹从小儿食指纹路起依次横向推至小指纹路1分钟，再纵向推每一横纹令其发热，共1分钟。

❧ **功效**

化积消疳、退热除烦、散瘀结。

❧ **应用**

用于胃痛、腹痛、疳积、腹胀、厌食等。

📖 **知识链接**

疳积指小儿脾胃虚弱，运化失常，以致干枯羸[léi]瘦的疾患。其由多种慢性疾患引起，临床以面黄肌瘦、头皮光急、毛发稀疏枯焦、腮缩鼻干、唇白、睑烂、脊耸体黄、咬甲斗牙、焦渴、嗜异、腹部膨隆、精神萎靡为特征。

八、内劳宫

❧ 位置

手掌正中央，约第3掌骨中点取穴（图3-32）。

❧ 操作

可揉，可掐。揉3分钟，掐10次。运法见水底捞明月。

❧ 功效

清热、凉血、镇惊、清虚热。

❧ 应用

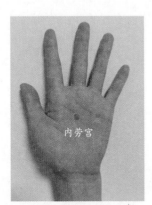

图3-32 内劳宫

清法代表。治各种发热，尤其对因热而致之口渴、烦躁、口疮、五心烦热、潮热、盗汗、便血、惊风、抽搐等有效。

九、小天心

❧ 位置

位于大、小鱼际交接之凹陷中（图3-33）。

❧ 操作

可揉，可点按，可掐揉，可捣。揉1分钟，点按20次，掐5～20次，捣1分钟。

❧ 功效

通经络、疏风解肌、清热利

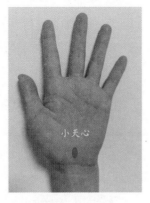

图3-33 小天心

尿，镇惊，明目。

❀ 应用

用于感冒无汗或汗出不畅，用于眼目诸疾，如斜视、近视、弱视等，治惊风、小便赤涩等，也用于黄疸、遗尿、水肿等。

十、内八卦

❀ 位置

以手掌中心（内劳宫）为圆心，圆心至中指指根距离2/3为半径之圆周。在此圆周上中指指根正对离位，后顺时针依次为坤位、兑位、乾位、坎位、艮［gèn］位、震位、巽［xùn］位（图3-34）。

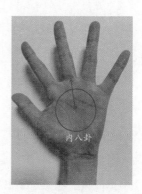

图3-34　内八卦

❀ 操作

方法一，为古法，小儿掌心向上，以左手握住小儿左手，大拇指在上压住离卦，右手拇指做圆周运动，每当运至离位时，从压住离位的大拇指背面滑过，叫离位不推，操作1~3分钟。

方法二，为一手拇指与食指围成圆，罩住小儿八卦，另一手拇指指腹快速运之，操作1~3分钟。

传统小儿八卦有顺运和逆运之分。

❀ 功效

顺运行气消积、化痰、平喘。逆运降逆。

❀ 应用

顺运用于胸闷、腹胀、咳嗽、气喘、厌食等。逆运用于呕吐。

十一、板门

♣ 位置

手掌大鱼际平面，或手掌大鱼际平面中点（图3-35）。

♣ 操作

揉板门：用拇指或中指指端掐揉板门，多揉3次掐1次，可同时操作双手约1～3分钟。运板门：以拇指指腹在大鱼际平面做椭圆形运法，操作1～3分钟。推板门：自板门推向横纹或从横纹推向板门，推

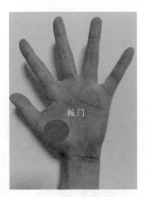

图3-35　板门

1～3分钟。捏挤板门：以双手拇指与四指相对置于板门穴周围后同时向大鱼际中点推挤，操作10次左右。

♣ 功效

板门为脾胃之门，调升降、化积滞。

♣ 应用

用于饮食积滞，升降紊乱之食欲不振、嗳气、腹胀、腹痛、泄泻、呕吐等。板门推向横纹止泻，横纹推向板门止吐。

📖 **知识链接**

嗳气是胃中气体上出咽喉所发出的声响，其声长而缓，俗称"打饱嗝""饱嗝"，是各种消化道疾病常见的症状之一。

十二、总筋

♣ 位置

腕横纹中点（图3-36至图3-40）。

📖 知识链接

腕横纹的正确位置：人的手腕处一般有两条横纹，手掌侧（下侧）和臂侧（上侧）。正确的位置应该是桡骨茎突和尺骨茎突两端连线，也就是臂侧（上侧）那条线。

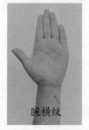
图3-36　腕横纹1

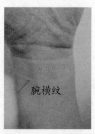
图3-37　腕横纹2

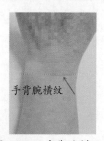
图3-38　手背腕横纹

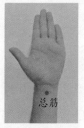
图3-39　总筋1

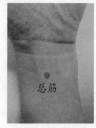
图3-40　总筋2

♣ 操作

可揉，可掐。揉3分钟，掐10次。

♣ 功效

镇惊、镇静、清心火，通调全身气机。

❀ 应用

用于急慢惊风、夜啼、多动症、抽动症、睡中磨牙、瞬目、口舌生疮、潮热等。

📖 知识链接

瞬目也称"眨眼"。

十三、手阴阳

❀ 位置

腕横纹两端，桡侧为阳池，尺侧为阴池，合称手阴阳（图3-41）。

❀ 操作

两手拇指自总筋向两旁分推，称分推手阴阳；自两旁向总筋合推称合推手阴阳。各操作1分钟左右。

❀ 功效

平衡阴阳、调和气血、化痰散结、逐寒退热。

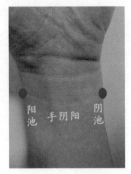

图3-41　手阴阳

❀ 应用

用于起式24次。长于治疗汗证、寒热往来、夜啼等。

十四、左右端正

❀ 位置

中指指甲根桡侧赤白肉际为左端正，尺侧为右端正，两端正距指甲根旁约0.1寸许（图3-42）。

⚘ 操作

可单掐左、右端正。亦可先捻揉中指3次，末次掐左、右端正各1次，操作10遍。

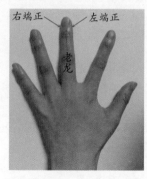

图3-42　左、右端正，老龙

⚘ 功效

掐揉左端正升清止泻，掐揉右端正降浊止呕。

⚘ 应用

左端正为止泻痢要穴，用于痢疾、霍乱、水泻；也用于斜视、惊风。右端正为止呕要穴，用于恶心、呕吐、鼻衄（俗称鼻出血）等。同时捻掐能顺其升降。

> **知识链接**
>
> 鼻衄俗称鼻出血。

十五、老龙

⚘ 位置

中指指背，距指甲根中点0.1寸（图3-42）。

⚘ 操作

掐之，操作3~5次。

⚘ 功效

开窍醒神，退热止惊。

⚘ 应用

急救要穴，用于急惊、暴死、昏迷不醒、高热抽搐等。

十六、五指节

♣ 位置

手背第一指至第五指的第一指间关节
横纹处（图3-43）。

♣ 操作

可依次掐五指节，操作3~5遍；可各
指捻3次掐1次，操作3~5遍。

♣ 功效

安神、定惊、化痰、通关窍。

♣ 应用

用于小儿惊风、夜啼、睡卧不安、健忘、汗多等。

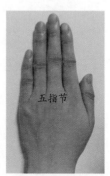

图3-43　五指节

十七、二扇门

♣ 位置

掌背中指指根两侧凹陷中。
食指与中指交界处为一扇门，中
指与无名指交界处为二扇门（图
3-44）。

♣ 操作

以一手食指、中指二指分开，
置于二扇门揉之。或以两手拇指
指端掐入二扇门，揉3次掐1次，均
1~3分钟。

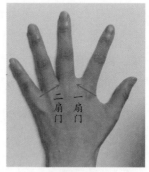

图3-44　二扇门

🔅 功效

发汗解表、温中散寒、退热平喘。

🔅 应用

汗法代表，用于畏寒、易感冒、无汗、高惊风等。

十八、外劳宫

🔅 位置

手背正中央，与内劳宫相对
（图3-45）。

🔅 操作

可揉，可掐。可用拇指、食指二
指同时双点内外劳宫1～3分钟。

🔅 功效

温阳散寒，升举阳气。

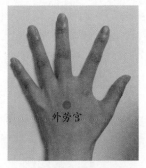

图3-45　外劳宫

🔅 应用

温中有升。其温用于头昏头痛、恶寒肢冷、清涕不止、
耳道闭塞，以及完谷不化、心腹冷痛、肠鸣、神疲、遗尿
等。其升用于脾胃气虚、脱肛、久泻、久痢、汗出不止、流
涎、小便清长、遗尿等。双点内外劳宫，一寒一热，一阴
一阳，外劳宫"和脏腑之热气"，内劳宫"热汗立止何愁
雪"。若反复感冒，适应性差，寒热失调宜内外劳宫双点。

十九、威灵与精宁

🔅 位置

二穴均在掌背，第2～3掌骨中央之凹陷为威灵，第

4～5掌骨中央之凹陷为精宁（图3-46）。

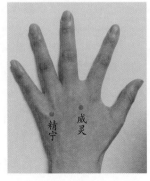

图3-46　威灵、精宁

☙ 操作

同时揉3次掐1次，操作1分钟。

☙ 功效

镇惊、开窍醒神、行气散结、化痰消癥［zhēng］。

☙ 应用

急救要穴，二穴合用称"掐精威"，用于高热神昏、急惊、昏迷不醒、头痛等。

二十、一窝风

☙ 位置

手背腕横纹正中凹陷处（图3-47）。

☙ 操作

掐揉之，掐3～5次，揉3分钟。若一手拇指指腹按一窝风，食指或中指指腹按总筋（腕横纹中点），另一手摇其腕关节，此操作手法称摇一窝风，顺时针与逆时针各摇50圈。

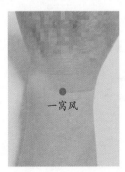

图3-47　一窝风

☙ 功效

温经散寒、活血止痛、利关节。

☙ 应用

温法代表，温通力强，用于各种腹痛、咳嗽、呕吐、四肢逆冷等。

二十一、膊阳池

❀ 位置

手背，一窝风上3寸许（图3-48）。

❀ 操作

掐揉之，揉3次掐1次，操作1～3分钟。

❀ 功效

疏风解表、通降二便、止头痛。

❀ 应用

用于各种感冒、头痛、身痛、无

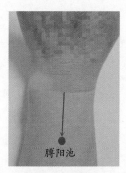

图3-48　膊阳池

汗、咳喘等。用于大便秘结，或热结旁流，或食积、虫积、气聚等致大便不畅，以及小便赤涩、短少等。

二十二、三关

❀ 位置

前臂桡侧，阳池至曲池呈一直线（图3-49）。

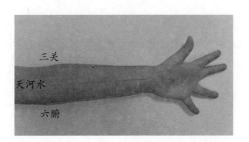

图3-49 三关、天河水、六腑

注：曲池，在肘区，曲肘呈直角，在肘横纹外侧端与肱骨外上髁［kē］连线中点处。

♧ 操作

右手握小儿手腕，以左手食指、中指、无名指三指并拢推进，从腕横纹推向肘横纹，称推上三关，操作3～5分钟。

♧ 功效

为温、为升、为补。

♧ 应用

温法代表，治一切寒证，如头冷痛、流清涕、泪水清冷、流涎、畏寒肢冷等。补法代表，治阳气不足之症，如身体虚弱、神疲气怯、面色无华、食欲不振、头昏、少气懒言等。长于升提，用于感冒无汗、汗出不畅、高热等。

二十三、天河水

♧ 位置

前臂内侧正中，总筋至洪池（曲泽）呈一直线（图3-49）。

注：洪池（曲泽）穴位于肘横纹中，当肱二头肌腱的尺侧缘。

❖ 操作

（1）清（推）天河水：一手拇指按于内劳宫，另一手拇指，或食指、中指二指向上推天河水。

（2）大推天河水：从内劳宫向上推至肘横纹。推天河水和大推天河水均以局部红赤为度。

（3）取天河水：从洪池（曲泽）向掌心方向推，推至掌心，运数次后，向上一拂而起，操作1分钟。

（4）打马过天河：见复式手法。

❖ 功效

清热、凉血、利尿、除烦。

❖ 应用

清法代表，治各种热症、实热虚热均适宜。能凉血，治斑疹、紫癜、皮肤干燥瘙痒等。清天河水用于外感，以透发为主；大推天河水和打马过天河，清热力量较强；取天河水为阴虚津伤而设，多用于虚热。

二十四、六腑

❖ 位置

前臂尺侧缘，肘横纹至腕横纹一条直线（图3-49）。

❖ 操作

一手握小儿手腕，另一手食指、中指二指下推六腑，操作3~5分钟。

❖ 功效

通腑、泻热、解毒。

❀ 应用

下法代表，用于各种积滞之腑气不通，以痞、满、燥、实、坚为特征。也用于热毒上攻之咽喉肿痛、重舌、木舌、热痫、目赤眵［chī］多、浊涕等。清法代表，用于各种热证，如口臭、胃中灼热、牙龈肿痛、小便短赤、口舌生疮、大热、大汗、大渴、烦躁等。

退下六腑与推上三关，一尺一桡、一寒一热、一泻一补，均为临床要穴，临床常两穴合用。治热证、实证，以退六腑为主，推三关次之（退三推一）；治寒证、虚证，则以推三关为主，退六腑次之（推三退一），以防寒热太过，补泻太猛。

🐾 知识链接

①重舌，病证名。症见舌下血脉肿胀，状似舌下又生小舌，或红或紫，或连贯而生，状如莲花，饮食难下，言语不清，口流清涎，日久溃腐。多因心脾湿热、复感风邪、邪气相搏、循经上结于舌而成。亦可由虚火上灼舌本，热结血瘀、湿热停聚所致。本病多见于西医学所指舌下腺炎、舌下间隙感染等。②痞，在中医上是指胸腹间气机阻塞不舒的一种自觉症状，有的仅有胀满的感觉，称"痞块""痞积"。③眵，是眼睛分泌出来的液体凝结成的淡黄色的东西，俗称"眼屎"。

二十五、合谷

❀ 位置

位于手背，第1、第2掌骨间，当第2掌骨桡侧中点处

·小儿推拿，一学就会

（图3-50）。

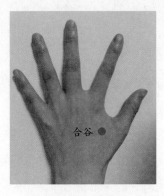

图3-50　合谷

❧ 操作

揉之，掐之。揉1～3分钟，掐10次。

❧ 功效

祛风解表，镇静止痛。

❧ 应用

用于面瘫、头痛、目赤肿痛、感冒、鼻出血、牙痛、牙关紧闭、口眼歪斜等。

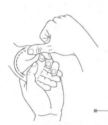

第六节

下肢部常用特定穴位及操作

一、箕门

⚘ 位置

大腿内侧，髌骨上缘至腹股沟呈一直线（图3-51）。

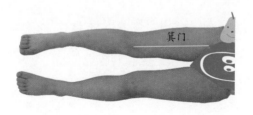

图3-51　箕门

⚘ 操作

以食指、中指二指指腹自髌骨上缘推至腹股沟，操作3分钟。以食指、中指、无名指、小指并拢，蘸凉水从下至上拍箕门，至局部潮红为度。

⚘ 功效

清热利尿。

❀ 应用

清法代表，用于风热、夜啼、流涎、胎黄、湿疹。也治小便短赤、淋漓不尽、尿闭、大便稀黄臭秽等。

二、足三里

❀ 位置

外膝眼下3寸，胫骨嵴旁开1寸处（图3-52）。

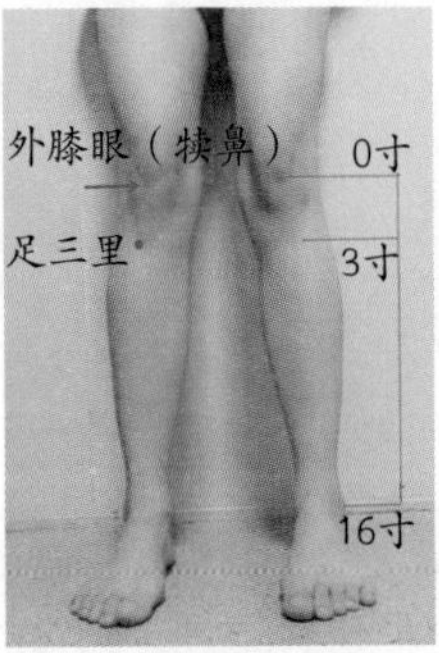

❀ 操作

以拇指指腹按揉3分钟。

❀ 功效

补益脾胃，和胃化积。

❀ 应用

传统保健穴位，用于脾胃及全身

图3-52　足三里

虚弱等证，如消瘦、五迟五软、反复感冒等。也用于恶心呕吐、腹痛腹泻、厌食、疳积、腹胀等。

知识链接

①五迟五软：五迟为立、行、语、发、齿迟；五软为头项、口、手、足、肌肉软。②疳积指小儿脾胃虚弱，运化失常，以致干枯羸[léi]瘦的疾患。其由多种慢性疾患引起，临床以面黄肌瘦、头皮光急，毛发稀疏枯焦、腮缩鼻干，唇白，睑烂，脊耸体黄，咬甲斗牙，焦渴，嗜异、腹部膨隆、精神萎靡为特征。

三、委中

❧ 位置

在膝后区，腘横纹中点（图3-53）。

❧ 操作

以拇指指腹置于委中，其余四指扶于膝旁拿揉，每拿揉5次扣拨1次，操作1分钟。

❧ 功效

定惊，止抽搐，坚筋骨。

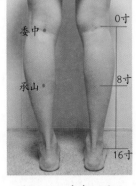

图3-53 委中、承山

❧ 应用

用于急慢惊风、斜视、多动症、抽动症。用于腰背疼痛、下肢痿软无力。

四、承山

❧ 位置

委中穴下8寸，腓肠肌肌腹下，当"人"字纹下凹陷中（图3-53）。

❧ 操作

可点揉1分钟。以拇指置于承山，与其余四指相对用力拿承山，操作10次。

❧ 功效

通络、止痛、止痉。

第三章 小儿推拿各部位常用特定穴位及操作

❧ 应用

用于下肢痿软、立迟、行迟，或下肢疼痛僵硬，或肌肉萎缩、惊风、抽搐等。

五、太溪

❧ 位置

内踝［huái］尖与跟腱之间凹陷中（图3-54）。

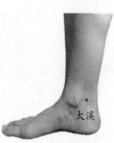

太溪

❧ 操作

以拇指指腹揉太溪3分钟，振2分钟，掐10次。

图3-54　太溪

❧ 功效

补肾、养阴、敛汗。

❧ 应用

用于解颅、五迟、五软、遗尿、耳鸣耳聋，用于潮热、颧［quán］红、咽干口燥。有较好的收敛止汗作用，也用于下肢痿软、脚痛。

> 🐢 知识链接
>
> 　　解颅，病证名，又名囟开不合、囟解，相当于西医学所指的先天或后天性脑积水。其是指小儿到一定年龄，囟门应合而不合，头缝开解以致囟门较正常为大，或可见囟门部稍稍隆起。

六、昆仑

⚜ 位置

外踝［huái］尖与跟腱之间的凹陷中（图3-55）。

⚜ 操作

以拇指指腹揉昆仑3分钟，点并振昆仑2分钟，掐10次。

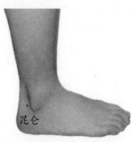

图3-55 昆仑

⚜ 功效

定惊，坚筋骨。

⚜ 应用

用于急救，如急惊风、抽搐、昏仆不知人事。也治腰痛、下肢痿软、痹痛等。

七、涌泉

⚜ 位置

位于足掌，前1/3与后2/3交界处的凹陷中（图3-56）。

⚜ 操作

可摩，可揉，可捣，可擦。各1～3分钟。

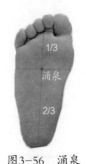

图3-56 涌泉

⚜ 功效

引火归原，滋阴补肾，除烦。

⚜ 应用

治阴虚火旺之潮热、盗汗、夜啼。治肝阳上亢之多动症、抽动症、睡中磨牙、言语障碍。治火热上扰之目赤、目干涩、近视、异常瞬目、耳鸣、耳聋、呕吐等。

知识链接

盗汗是以入睡后汗出异常，醒后汗泄即止为特征的一种病征。

第四章

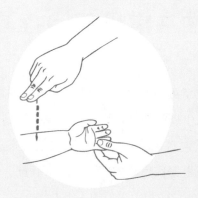

小儿推拿常见病治疗基本处方及常用保健处方

小儿推拿，一学就会

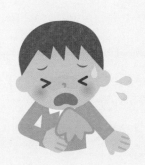

小儿推拿常见病治疗基本处方

　　小儿推拿处方是依据传统中医基础理论和现代儿科知识，从小儿生理病理规律出发，结合小儿具体病情和各个穴位的特性所制订出来的一种穴位配伍方案，由众多穴位组成；也就是根据疾病的病机、病因、病位、病性、病理趋势（升降）等制订的相关穴位的一组操作。

　　作为一种治疗方法，小儿推拿适用于多种疾病，如腹泻、便秘、呕吐、厌食、发热、咳嗽、鼻炎、夜啼等。但是小儿推拿不是万能的。有些病如剧烈呕吐、剧烈腹泻、高热、急腹症等，虽然也可运用小儿推拿，但需要配合其他治疗方法。有些病，目前无论中医还是西医都难以治疗，如自闭症、脑瘫等，针对这些疾病，小儿推拿的主要作用在于调理体质、提高生命质量。

一、感冒

✿ 概述

感冒是指因感受外邪而致的以鼻塞、流涕、喷嚏、咳嗽、恶寒发热、头身疼痛为特征的外感病证。

西医称感冒上呼吸道感染，可通过多休息、多饮水来促进自身缓解。

感冒本不可怕，但小儿感冒易引发高热、惊厥、休克，甚至死亡，因此，要早防早治。小儿推拿防治感冒疗效确切，无副作用，应大力推广。

❦ **穴位**

（1）天门：两眉正中至前发际呈一直线。

（2）坎宫：自眉头起沿眉梢呈一横线，左右对称。

（3）太阳：外眼角与眉梢连线中点后方凹陷处。

（4）耳后高骨：耳后乳突下约1寸许凹陷中。

（5）心经：中指螺纹面。

（6）内劳宫：手掌正中央，约第3掌骨中点取穴。

（7）小天心：位于大、小鱼际交接之凹陷中。

（8）总筋：腕横纹中点。

（9）手阴阳：腕横纹两端，桡侧为阳池，尺侧为阴池，合称手阴阳。

（10）肺经：无名指螺纹面。

（11）三关：前臂桡侧，阳池至曲池呈一直线。

（12）二扇门：掌背中指指根两侧凹陷中。食指、中指交界处为一扇门，中指与无名指交界处为二扇门。

（13）风池：在枕骨下，当胸锁乳突肌与斜方肌上端之间的凹陷处，左右各一。

（14）肩井：在肩胛区，第7颈椎棘突下（大椎）与肩峰最外侧点连线的中点。小儿推拿指肩部大筋（斜方肌）。

❧ **基本方**

1. 头面四大手法

◆ **复习操作手法**

开天门：以两手拇指交替从两眉正中推向前发际24次。

推坎宫：两手拇指自眉心同时向眉梢分推64次。

揉太阳或运太阳：以两手拇指或中指指腹置于该穴揉动或在其表面转圈1~2分钟。

掐揉耳后高骨：以两手拇指或中指指端置于该穴掐揉之，揉3次掐1次为1遍，共10遍。

2. 黄蜂出洞法

◆ **复习操作手法**

一掐中指心经，二掐内劳宫，均3~9次；三捣小天心30~40次；四掐总筋3~9次；五从总筋穴起分推手阴阳，每分推3~5次至两侧时就势点按阳池和阴池1次，此类为1遍，操作3~9遍。

3. 清肺经（2~3分钟）

4. 推上三关（3~5分钟）

◆ **复习操作手法**

推上三关：右手握小儿手腕，以左手食指、中指、无名指三指并拢推进，从腕横纹推向肘横纹，称推上三关。

5. 掐揉二扇门（1分钟）

6. 拿风池与拿肩井（各1分钟）

⚜ 方解

（1）头面四大手法既调和阴阳，又祛邪解表，掐揉耳背高骨可镇静安神，防止惊风与抽搐。

（2）黄蜂出洞法刺激心包经，利于发汗。

（3）清肺经清肃肺，加固藩篱。

（4）推上三关和掐揉二扇门专一发汗。

（5）拿风池祛风解表，风去正安；拿肩井为升散代表。

全方宣散力强，发汗解肌，适合于各种感冒。

二、发热

⚜ 概述

正常小儿腋温在36.1℃～37℃之间波动。口温较腋温高0.2℃～0.4℃，肛温较腋温高0.5℃～0.9℃。发热指体温超过正常标准。

表4-1　发热分级

分级	腋温/℃
低热	37.1～38
中热	38.1～39
高热	39.1～40
超高热	＞40

发热很常见。小儿为纯阳之体，更易发热。

西医的多种炎症、传染性疾病常常以发热为主诉。发热疾病前三位依次为上呼吸道感染、急性扁桃体炎和急性支气管炎。

小儿发热为急症，常伴惊风、抽搐，甚至危及生命。

♣ 穴位

（1）肺经：无名指螺纹面。

（2）肝经：食指螺纹面。

（3）小天心：位于大、小鱼际交接之凹陷中。

（4）内劳宫：手掌正中央，约第3掌骨中点取穴。

（5）天柱骨：颈后发际正中至大椎穴呈一直线。

（6）三关：前臂桡侧，阳池至曲池呈一直线。

（7）六腑：前臂尺侧缘，肘横纹至腕横纹呈一条直线。

（8）箕门：大腿内侧，髌骨上缘至腹股沟呈一直线。

♣ 基本方

1. 清肺平肝（1～3分钟）

◆ 复习操作手法

方法一，小儿左手掌心向上，食指与无名指上翘，以左手虎口插于上翘的食指与无名指和其余三指之间固定，以右手四指快速推其螺纹面。方法二，以双手从小儿左右两侧分别握住其食指和无名指快速推之。

2. 水底捞明月

◆ 复习操作手法

一手握持手掌，一手拇指自小指根起，沿小鱼际推至小天心，转入内劳宫处，做捕捞状，后一拂而起，操作30～50次。亦可将冷水滴入小儿掌心，以拇指或中指指端旋推，边推边吹凉气。

3. 打马过天河（2～3分钟）

一手拇指按于内劳宫，一手食指、中指二指从腕横纹循天河向上拍打（亦可用弹法）至肘横纹，红赤为度。可以边拍打边吹凉气。

4. 推天柱骨

先以手掌自上而下轻拍天柱骨20余次，继则用拇指，或食指、中指二指自上而下直推至局部皮肤潮红。

5. 推拿取痧（备用）

6. 推上三关与推下六腑（根据病情确定比例）

①推上三关：右手握小儿手腕，以左手食指、中指、无名指三指并拢推进，从腕横纹推向肘横纹，称推上三关，操作3~5分钟。②推下六腑：一手握小儿手腕，另一手食指、中指二指下推六腑，操作3~5分钟。

治热证、实证，以退六腑为主，推三关次之（退三推一）；治寒证、虚证，则以推三关为主，退六腑次之（推三退一），以防寒热太过，补泻太猛。

7. 推箕门

以食指、中指二指指腹自髌骨上缘推至腹股沟，操

第四章　小儿推拿常见病治疗基本处方及常用保健处方

作3分钟。以食指、中指、无名指、小指并拢，蘸凉水从下至上拍箕门，至局部潮红为度。

❀ **方解**

（1）清肺既宣散，又清肺热，透热达表，平肝清热，除烦定惊；二法同施，于外感内伤之热均宜。

（2）打马过天河、水底捞明月为清法代表，扬汤止沸，清热效宏。

（3）天柱骨能清能降，扼制火势。

（4）上三关发散火热，下六腑釜底抽薪。

（5）箕门清热又滋阴。

全方体现清热泻火，发散火郁和固护阴液的治法，适用于各种发热。取痧非常法，备之以防不测。

三、咳嗽

❀ **概述**

咳嗽为人类呼吸道发出特殊声音，同时伴随气流与飞沫从气道喷涌而出的一种现象。咳嗽是人类自洁呼吸道、清除异物或分泌物的保护性反射动作。咳嗽四季均有，冬春季多发。小儿各年龄段均可发生，新生儿不幸免。

咳嗽可见于多种疾病过程中，如感冒、发热、咽炎、鼻炎等，但只有以咳嗽为主诉时，中医才称为咳嗽病。

西医上呼吸道感染、气管炎、支气管炎、肺炎、肺纤维化等可参考本病。

♣ 穴位

（1）肺经：无名指螺纹面。

（2）肝经：食指螺纹面。

（3）肺俞：第3胸椎棘突下旁开1.5寸，左右各一。

（4）缺盆：锁骨上窝中央，距前正中线4寸，左右各一。

（5）天突：颈部，前正中线，胸骨上窝中央。

（6）咳穴：颈部，前正中线，天突上1寸。

♣ 基本方

1. 清肺平肝（操作3~5分钟）

◆ 复习操作手法

　　方法一，小儿左手掌心向上，食指与无名指上翘，以左手虎口插于上翘的食指与无名指和其余三指之间固定，以右手四指快速推其螺纹面。方法二，以双手从小儿左右两侧分别握住其食指和无名指快速推之。

　　2. 肺俞操作（分别按揉、叩击、振、横擦或平推，共3~5分钟，令局部透热）

　　3. 降肺法（一手扶小儿后枕部，使其头略前倾；一手掌根节律性击打小儿背部，并就势向下推进，操作1~2分钟）

　　4. 肃肺法

◆ 复习操作手法

　　抱小儿侧向坐于大腿，双掌一前一后夹持小儿前胸与后背，从上至下，依次推抹，搓揉5~8遍，振拍3~5遍。

　　5. 按缺盆（以两手拇指或食指指腹置于两侧缺盆，同时

逐渐用力下按至小儿最大忍受限度，持续数秒，放开，反复操作1分钟）

6. 咳穴催咳并抱肚（取坐位，一手固定小儿头部，另一手中指横向置于咳穴，用力下按并快速横拨1~3次催患儿咳嗽，然后迅速以双掌抱小儿胸部挤压3~5次）

❀ 方解

（1）清肺经清肃肺脏，化痰顺气祛邪。清肝经平息肝旺，二穴同用治各种咳嗽有效。

（2）肺俞位于肺区，专一治肺，亦令肺金清肃。

（3）降肺法与肃肺法振动胸廓，化痰散结。

（4）缺盆镇静化痰止咳。

（5）咳穴催咳，抱肚法挤压胸廓。

全方通过降逆、化痰、顺气、镇静和催咳催吐之法使肺金清肃而咳止。

四、小儿厌食

❀ 概述

厌食指小儿较长时期不欲进食，或厌恶进食。1~6岁小儿多见，病程较长，很难确定具体发病日期。由于厌食，小儿营养摄入不足，常影响其生长发育，也降低防病能力，使之易患其他病证。

西医小儿消化不良、慢性胃炎、肠炎等以食欲不振为主诉者可参考本病。

方1主要针对虚证，方2主要针对实证。

厌食的基本病机有虚有实。虚为脾虚失运，无力运化，实为中焦积滞，胃肠缺少空间受纳食物。临床多虚实互见，以实为主。虚证多因素体脾虚，或喂养不当（如乳食品种调配、变更失宜），或乱投饮食、补品，或过用寒凉，或因小儿神气怯弱，猝受惊恐，致脾气受损。实证或为积食，或为宿粪，或为痰饮，或因肝气不畅，或胃肠气体太多，气压过高，均致胃肠空间相对或绝对减小，影响受纳而厌食。

方1

♣ **穴位**

（1）脾经：拇指螺纹面。

（2）足三里：外膝眼下3寸，胫骨嵴旁开1寸处。

（3）脊：后背中央，整个脊柱，从大椎至长强呈一条直线。

♣ **基本方**

1. 补脾经（1～2分钟）

2. 点揉足三里（1～2分钟）

3. 捏脊（3～6遍）

♣ **方解**

（1）补脾经调脾胃，助运化、增进饮食，促气血化生。

（2）足三里健脾和胃，增益气血。

（3）捏脊为传统方法，单用即有增进饮食疗效，配合补脾经和揉足三里更能调补脾肾，化积导滞。

全方攻补兼施，以补为主，是各种虚证厌食的基本方。

方2

✿ 穴位

（1）四横纹：掌面，食指、中指、无名指、小指第一指间横纹。

（2）板门：手掌大鱼际平面，或手掌大鱼际平面中点。

（3）内八卦：以手掌中心（内劳宫）为圆心，圆心至中指根距离2/3为半径之圆周。在此圆周上中指根正对离位，后顺时针依次为坤位、兑位、乾位、坎位、艮［gèn］位、震位、巽［xùn］位。

（4）胃经：第一掌骨桡侧缘，赤白肉际。

（5）大肠：食指桡侧缘，指尖至指根一条直线。

（6）腹：整个腹部。

✿ 基本方

1. 掐揉四横纹

◆ 复习操作手法

从食指纹路起每捻揉3~5次，以拇指指甲掐1次，依次揉掐完四指为1遍，共5遍；推四横纹：小儿四指并拢，操作者以拇指指腹从小儿食指纹路起依次横向推至小指纹路1分钟，再纵向推每一横纹令其发热共1分钟。

2. 板门操作

◆ 复习操作手法

揉板门：用拇指或中指指端掐揉板门，多揉3次掐1

次，可同时操作双手1~3分钟。运板门：以拇指指腹在大鱼际平面做椭圆形运法，操作1~3分钟。推板门：自板门推向横纹或从横纹推向板门，推1~3分钟。捏挤板门：以双手拇指共四指相对置于板门穴周围同时向大鱼际中点推挤，操作10次左右。

3. 运内八卦（1~2分钟）

◆ **复习操作手法**

方法一，为古法，小儿掌心向上，以左手握住小儿左手，大拇指在上压住离卦，右手拇指做圆周运动，每当运至离位时，从压住离位的大拇指背面滑过，叫离位不推。

方法二，为一手拇指与食指围成圆，罩住小儿八卦，另一手拇指指腹快速运之。传统小儿八卦有顺运和逆运之分。

4. 清胃经、清大肠（各1~2分钟）

◆ **复习操作手法**

一手虎口插于小儿虎口以固定之，以另一手食指、中指、无名指三指（或拇指）快速从上至下推至第一掌骨桡侧，亦可左手握住小儿左手腕，右手食指、中指二指夹持住小儿拇指，以拇指指腹快速推胃经。

以左虎口于小儿食指与中指间插入并以拇指按住小儿拇指，以右手食指与中指从上向下推为清大肠。

5. 脘腹部操作（共10分钟）

◆ 复习操作手法

（1）摩腹：全掌摩腹，以肚脐为圆心，肚脐至剑突下距离的2/3为半径作圆，其圆周轨迹即为摩腹路径，顺时针与逆时针各摩1~3分钟。

（2）揉腹：以全掌或掌根置于腹部回旋揉动，边揉边缓缓在腹部移动，操作1~3分钟。

（3）振腹：单掌或双手手掌重叠置于腹部，前臂强直性收缩、高频率振动，约半分钟。

（4）按腹：单掌或双手手掌重叠垂直于前正中线，从上至下按压腹部，掌随呼吸起伏，操作3~5遍。

（5）推腹：以两手拇指指腹从剑突下起沿肋弓边缘两侧分推，边分推边朝下移动，直至脐平面，称为分推腹阴阳；亦可双掌交替从上而下推腹部，各操作10遍。

（6）挪腹：双手握拳，以拳背置于腹正中线两侧，先按压，再内旋，从上至下为1遍，操作3~5遍。

（7）荡腹：双手重叠（左手在下）垂直于腹正中线，先以掌根将腹推向对侧，再用手指将其拨回，形若波浪荡漾，从上至下为1遍，操作3~5遍。

（8）抄腹：仰卧位或俯卧位，两手掌分别从两侧插入腰（腹）之下，将腰（腹）托起，左右晃动数下，后两手同时向上抛，3~5次轻，1次重，重时腰（腹）刚好抛离床面，两手迅速抽离，使腰（腹）自由落下，操作1分钟。

（9）挤碾腹：找准腹部脂肪堆积处，以一手手掌置于一侧，另一手握拳以拳背置于另一侧，两手同时做顺时针方向转动，使两手间的部位受到挤碾，每一位置操作至局部发红为度。

（10）拿腹：一手拇指在腹之一侧，另一手食指、中指、无名指与小指在腹之另一侧，双手同时向腹中部推进，至中部时两手改为两拇指分别与其余四指相对，将腹壁与脂肪提拿起，操作1分钟。

6. 抱肚法（3~5遍）

◆ 复习操作手法

抱小儿同向坐于大腿上。两手从腋下插入，置于胸前，两手掌重叠，掌心向后，两手向后尽力挤压，同时配合挺胸、挺腹，从胸腔逐渐向下挤压至盆腔为1遍。

♧ 方解

（1）推四横纹、运板门为消食化积经典穴位，板门还称"脾胃之门"，升清降浊，去胀除满。

（2）运内八卦宽胸理气，和胃降逆，配合四横纹和板门消导之力更强。

（3）清胃经直清胃中腐浊，清大肠清洁肠道。胃肠得清，腑气得降，诚治病求本。

（4）脘腹操作近治作用明显。

全方以化积滞见长，适用于一切有形或无形积滞，能增进食欲。

五、便秘

❀ **概述**

便秘是指大便艰涩难通和两次大便间隔时间延长的一种病证。艰涩难通指排解困难；间隔时间延长指大便次数比平时减少。

小儿便秘绝大多数与生活环境、精神因素和排便习惯等有关，学术上将其称之为功能性便秘。由于排便过程符合机械力学原理，而推拿本身具有机械力学特征，所以推拿是防治小儿便秘十分有效的方法。

❀ **穴位**

（1）大肠：食指桡侧缘，指尖至指根呈一条直线。

（2）六腑：前臂尺侧缘，肘横纹至腕横纹呈一条直线。

（3）膊阳池：手背，一窝风上3寸许。

（4）小天心：位于大、小鱼际交接之凹陷中。

（5）腹：整个腹部。

（6）七节骨：第4腰椎棘突至尾骨尖呈一直线。

（7）龟尾：尾椎骨末端，但临床多取长强（尾椎骨末端下的凹陷中）。

❀ **基本方**

1. 清大肠（1~3分钟）

◆ **复习操作手法**

以左手虎口于小儿食指与中指间插入并以拇指按住小儿拇指，以右手食指与中指从上向下推。

2. 退六腑（1~3分钟）

◆ 复习操作手法

退六腑：一手握小儿手腕，另一手食指、中指二指下推六腑。

3. 揉膊阳池（揉3次掐1次，1~3分钟）
4. 运土入水和运水入土（1~3分钟）

◆ 复习操作手法

运土入水为从拇指指根起，经大鱼际、小天心、小鱼际运至小指指根处，反方向即为运水入土。

5. 腹部操作（顺时针摩腹3~5分钟，揉全腹1~3分钟，荡腹5~8遍，挪腹3~5遍，抄腹法约1分钟，抱肚法3~5遍）

◆ 复习操作手法

（1）摩腹：全掌摩腹，以肚脐为圆心，肚脐至剑突下距离的2/3为半径作圆，其圆周轨迹即为摩腹路径。

（2）揉腹：以全掌或掌根置于腹部回旋揉动，边揉边缓缓在腹部移动。

（3）荡腹：双手重叠（左手在下）垂直于腹正中线，先以掌根将腹推向对侧，再用手指将其拨回，形若波浪荡漾，从上至下为1遍。

（4）挪腹：双手握拳，以拳背置于腹正中线两侧，先按压，再内旋，从上至下为1遍。

（5）抄腹：仰卧位或俯卧位，两手掌分别从两侧插

第四章　小儿推拿常见病治疗基本处方及常用保健处方

入腰（腹）之下，将腰（腹）托起，左右晃动数下，后两手同时向上抛，3~5次轻1次重，1重时腰（腹）刚好抛离床面，两手迅速抽离，使腰（腹）自由落下。

（6）抱肚法：抱小儿同向坐于大腿上。两手从腋下插入，置于胸前，两手掌重叠，掌心向后，两手向后尽力挤压，同时配合挺胸、挺腹。从胸腔逐渐向下至盆腔为1遍。

6. 推下七节骨

◆ **复习操作手法**

下推1~3分钟；掌根揉3分钟；拳眼叩击10~20次令局部潮红；振数次令局部潮红；纵向擦之令局部潮热为度。

7. 揉龟尾（以中指指端揉龟尾1~3分钟）

❧ **方解**

（1）清大肠调理大肠，行气通便。

（2）退六腑降腑气，化腐浊，泻肠热。

（3）膊阳池为通便要穴。

（4）运土入水和运水入土都能通调大便。

（5）腹部操作促使胃肠蠕动，全面调理肠胃，荡涤积滞。

（6）推下七节骨为清、为泻、为降，通腑泄热而通便。

（7）龟尾距肛门最近，可调节肛门括约肌，开塞秘结，增加便意。

全方通腑气、助蠕动、促排泄，有较好的通便功能。

六、泄泻

✿ 概述

泄泻是以大便次数增多，粪质稀薄或如水样为特征的一种小儿常见病。2岁内小儿多见，一年四季均可发生，但夏秋季节为多。

泄泻即西医学之"腹泻"，见于多种消化系统病症。

✿ 穴位

（1）龟尾：尾椎骨末端。但临床多取长强（尾椎骨末端下的凹陷中）。

（2）七节骨：第4腰椎棘突至尾骨尖呈一直线。

（3）腹：整个腹部。

（4）神阙：肚脐正中央。

（5）小肠：小指尺侧缘，指尖至指根呈一条直线。

（6）大肠：食指桡侧缘，指尖至指根呈一条直线。

✿ 基本方

1. 止泻四法（龟尾可点、可揉、可振，共1～3分钟；七节骨推上1～3分钟，掌根揉3分钟，拳眼叩击10～20次令局部潮红，振数次令局部潮红，纵向擦之令局部潮热为度；摩腹为以肚脐为圆心，以肚脐至剑突下距离的2/3为半径，沿此轨迹顺时针与逆时针交替摩腹3分钟；肚脐操作可摩、可点、可揉、可振，共1～3分钟；捏挤10次）

2. 清小肠（1～3分钟）

◆ 复习操作手法

自指根向指尖直推。

3. 推大肠（根据病情选择下推、上推或来回推，操作1~3分钟）

◆ 复习操作手法

以左虎口于小儿食指与中指间插入并以拇指按住小儿拇指，以右手食指与中指从上向下推为清大肠，从下向上推为补大肠，来回推为调大肠及平补平泻。

❀ 方解

（1）止泻四法中龟尾、七节骨位于腰骶，属于督脉，腹与脐位于腹部，属于任脉；四穴均在中、下二焦，与形成大便的脏腑密切相关，它们前后阴阳配对，升清降浊。其中，龟尾邻近肛门，能调节肛周括约肌；七节骨深层为脊髓排便中枢，推揉令其发热有较好的良性刺激作用；摩腹作用于大小肠；脐为先天通路，既温运，又化气行水，有利于分清别浊。

（2）清小肠分清别浊。

（3）推大肠调节大肠功能。

全方分清别浊，调整脾胃与肠道气机，适宜于各种泄泻。

七、呕吐

❀ 概述

呕吐为胃的内容物从口中吐出。较小婴儿从口角流出奶汁，是为溢乳。呕吐是小儿较为常见的病证。西医认为呕吐是机体的一种本能反射，可将食入胃内的有害物质排出，以保护人体，多见于食管炎、急性胃炎、幽门痉挛、早期肠炎、肠梗阻等。呕吐是小儿推拿优势病种，为气机上逆，推拿手法表现出方向性，运用得法取效甚速。

❀ 穴位

（1）胃经：掌面，拇指第一掌骨桡侧缘，赤白肉际。

（2）内八卦：以手掌中心（内劳宫）为圆心，圆心至中指指根距离2/3为半径之圆周。

（3）板门：手掌大鱼际平面，或手掌大鱼际平面中点。

（4）腹：整个腹部。

（5）中脘：脐上4寸，当剑突下至脐连线中点。

（6）胁肋：躯体两侧，从腋下至肋缘的区域。

（7）天枢：在腹部，横平脐中，前正中线旁开2寸，左右各一。

❀ 基本方

1. 清胃经（1~3分钟）

◆ 复习操作手法

一手虎口插于小儿虎口以固定之，以另一手食指、中指、无名指三指（或拇指）快速从上至下推至第一掌骨桡侧，亦可左手握住小儿左手腕，右手食指、中指二指夹持住小儿拇指，以拇指指腹快速推胃经。

2. 运内八卦（1~2分钟）

◆ **复习操作手法**

方法一，为古法，小儿掌心向上，以左手握住小儿左手，大拇指在上压住离卦，右手拇指做圆周运动，每当运至离位时，从压住离位的大拇指背面滑过，叫离位不推。

方法二，为一手拇指与食指围成圆，罩住小儿八卦，另一手拇指指腹快速运之。

传统小儿八卦有顺运和逆运之分。

3. 横纹推向板门（1分钟）

4. 胃脘部操作（分推腹阴阳20次，中指或拇指轻揉中脘3分钟，顺时针摩腹3~5分钟）

◆ **复习操作手法**

（1）分推腹阴阳：以两手拇指指腹从剑突下起沿肋弓边缘两侧分推，边分推边朝下移动，直至脐平面，称为分推腹阴阳。

（2）摩腹：全掌摩腹，以肚脐为圆心，肚脐至剑突下距离的2/3为半径作圆，其圆周轨迹即为摩腹路径。

5. 抱肚法（3~5遍，以小儿出现呃气、矢气或肠鸣为佳）

抱小儿同向坐于大腿上。两手从腋下插入，置于胸前，两手掌重叠，掌心向后，两手向后尽力挤压，同时配合挺胸、挺腹。从胸腔逐渐向下至盆腔为1遍。

◆ 知识链接

矢气，俗称放屁。

6. 按弦走搓摩（搓摩胁肋）（5~10遍）

◆ 复习操作手法

抱小儿同向坐于大腿之上，嘱小儿两手交叉置于头顶；两手掌置于小儿两腋下，从上至下依次推抹、搓揉各10~20次，最后一次搓揉至肚脐平面时，双手中指同时点按两侧天枢穴，并一拂而起，此为1遍。

7. 横擦胸11椎令其发热

❀ 方解

（1）清胃经和胃降逆。

（2）内八卦为消法代表，降气行气消导。

（3）板门为脾胃之门，顺其升降。

（4）胃脘部操作，调和脾胃，缓急镇静，宽中理气，降逆止呕。

（5）抱肚法方向向下，加速胃的内容物下行。

（6）搓摩胁肋疏肝理气，降气化痰。

（7）胸11椎为贲门体表投影区，横擦之有助于贲门密闭，利于止吐。

全方主降，和胃降逆，止呕有效。

八、脘腹疼痛

❀ 概述

心下曰脘，当剑突下，为胃所居，故称胃脘。脘以外的其余部分称为腹。痛是一种感觉，成人能准确叙述，婴幼儿不能表达，唯有啼哭和精神状态异常，临床需仔细观察。

西医认为脘腹痛是一种症状，可见于多种胃肠及全身性疾病过程中。

《素问·举痛论》专门论述包括腹痛在内的疼痛，更有"不通则痛"和"外引小络而痛"之机制。推拿是中国古代治疗腹痛的主要方法。

❀ 穴位

（1）一窝风：手背腕横纹正中凹陷处。

（2）内关：在前臂前区，腕掌侧远端横纹上2寸，掌长肌腱与桡侧腕屈肌腱之间（图4-1）。

（3）足三里：外膝眼下3寸，胫骨嵴旁开1寸处。

（4）阳陵泉：小腿外侧，腓骨头前下方凹陷处（图4-2）。

（5）胆囊穴：小腿外侧，腓骨头直下2寸（图4-2）。

（6）肚角：脐下2寸（石门）旁开2寸左右大筋。

（7）脊：后背正中，整个脊柱，从大椎至长强呈一条直线。

❀ 基本方

1. 按揉一窝风与内关（各1～3分钟）

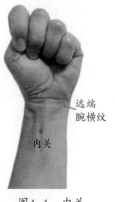

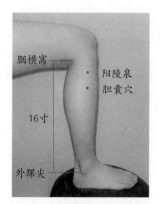

图4-1　内关　　　　图4-2　阳陵泉、胆囊穴

2. 胆囊穴处置（寻找足三里与阳陵泉之间的压痛点，按揉1~3分钟）

3. 腹部操作（分推腹阴阳20~30次；顺时针与逆时针交替摩腹各1~3分钟，找准脘腹压痛点，点揉1~3分钟；拿肚角左右各1~2次）

 复习操作手法

（1）分推腹阴阳：以两手拇指指腹从剑突下起沿肋弓边缘两侧分推，边分推边朝下移动，直至脐平面，称为分推腹阴阳。

（2）摩腹：全掌摩腹，以肚脐为圆心，肚脐至剑突下距离的2/3为半径作圆，其圆周轨迹即为摩腹路径。

（3）拿肚角：以拇指与食指、中指相对，拿捏起脐旁大筋，用力上提，称拿肚角。

4. 腰背部操作（掌揉脊柱两侧1~3分钟；从第9胸椎至第5腰椎，逐椎点揉脊柱正中线及膀胱经第一侧线，寻找异样

点或压痛点；点揉压痛点1~3分钟）

😊 **方解**

（1）一窝风为小儿推拿镇痛要穴；内关为治疗心胸痛要穴；胆囊穴为外科镇痛要穴。三穴合用，镇痛效果佳。

（2）腹部操作，诊治合一，调理相关脏腑。

（3）腰背部操作，整脊而通络。

全方远端取穴与近治作用结合，可用于各种急慢性腹痛。

九、滞颐（流口水）

😊 **概述**

滞者，凝也，水之积也；颐［yí］者，同颔［hàn］，指下颌［hé］。滞颐指小儿唾液过多并从口中流出，俗称"流口水"，多见于3岁以下小儿。如一过性或因食物刺激、乳牙萌生等流涎非病态。滞颐可影响美观，可因下颌皮肤潮湿发炎而糜烂。

西医认为其为唾液分泌过旺，可见于正常生长发育，也可见于某些疾病，如消化不良、疱疹性口腔炎、牙病、脑瘫等。

推拿可直接于口颌部操作，对本病治疗有优势。

😊 **穴位**

（1）承浆：下唇下，当颏［kē］唇沟正中凹陷处。

（2）廉泉：在颈前区，前正中线上，喉结上方，舌骨上缘凹陷中，在颈部正中线与喉结正上方横皱纹交叉处。

（3）颊车：下颌角前上方一横指，用力咬牙时，咬肌隆起处。

（4）风府：后发际正中直上1寸，枕外隆凸直下凹陷中。

（5）脾经：拇指螺纹面。

（6）肾经：小指螺纹面。

（7）小横纹：手掌面，食指、中指、无名指、小指的掌指关节横纹。

⚜ **基本方**

1. 掐揉承浆、廉泉，点揉扁桃点（拇指置于承浆，食指置于廉泉，两指同时用力掐揉，每揉3次掐1次，操作1分钟。拇指与食指相对，置于喉结上方两侧扁桃点，点揉1分钟）

2. 振按颊车（双掌相对，以手掌尺侧置于两颊车，同时用力振按，每振按3~5秒，放松，再振，操作1分钟）

3. 横擦风府（一手置于前额扶稳头部，另一手小鱼际横置于风府，来回擦令其发热）

4. 补脾经、补肾经（各1~3分钟）

5. 掐揉小横纹

◆ **复习操作手法**

一法为依次于各横纹揉3次掐1次为1遍，操作10遍，横向推1~3分钟。另一法为逐指纵向来回推10遍。

⚜ **方解**

（1）承浆、廉泉、喉结旁和颊车均为局部操作，能促进口齿发育，抑制和调节局部腺体分泌。

（2）横擦风府，祛风祛邪。

（3）补脾经、补肾经，固唾摄涎。

（4）掐揉小横纹化积并清热。

全方整体与局部穴位相结合，虚实兼顾，适用于各种流涎。

十、惊风-掐惊术

❀ 概述

惊风是一种以全身或局部肌肉抽搐、神志不清为特征的急重病证。古人以搐、搦［nuò］、掣［chè］、颤、反、引、窜、视八候为概括主症，以热、痰、惊、风归纳病机。惊风是小儿时期常见病证之一，5岁以内多发，年龄越小越多见，任何季节均有，夏日为多，高烧时多。

西医的小儿惊厥与惊风相似，被认为是中枢神经系统功能紊乱的表现。

小儿推拿因防治惊风而诞生，明代《秘传看惊掐惊口授手法论》为小儿推拿奠基著作。

本文仅介绍掐惊术，用于惊风发作时看惊掐惊，开窍醒神治其标。

❀ 穴位

（1）人中：人中沟上1/3与沟下2/3交界处。

（2）承浆：下唇下，当颏［kē］唇沟正中凹陷处。

（3）十宣：十指尖，距指甲游离缘约0.1寸，两手共10个穴位。

（4）老龙：中指背，距指甲根中点0.1寸。

（5）左右端正：中指指甲根桡侧赤白肉际为左端正，尺侧为右端正，两端正距指甲根旁约0.1寸许。

（6）合谷：位于手背，第1、第2掌骨间，当第2掌骨桡侧中点处。

（7）委中：在膝后区，腘横纹中点。

（8）阳陵泉：小腿外侧，腓骨头前下方凹陷中。

（9）承山：委中穴下8寸，腓肠肌肌腹下，当"人"字纹下凹陷中。

（10）太溪：内踝〔huái〕尖与跟腱之间凹陷中。

（11）昆仑：外踝尖与跟腱之间的凹陷。

☙ **操作**

1. 掐人中、承浆

2. 掐十宣、老龙、左右端正、合谷

3. 掐委中、阳陵泉、承山

4. 拿昆仑、太溪

☙ **方法**

每次选择1~3个穴位，每穴掐3~10次。亦可一手掐人中不动，另一手轮流、交替掐上下肢穴位。

☙ **要点**

从重从快，以小儿痛楚、皱眉、啼哭为佳，以抽搐止、神苏醒为原则。

☙ **运用**

人中、承浆位于中轴为主穴，十宣、老龙、左右端正、合谷位于上肢，委中、阳陵泉、承山、太溪、昆仑位于下肢。操作时应根据主要抽动部位选穴。

十一、胎黄

☙ **概述**

胎黄是指与胎禀〔bǐng〕有关的一种以患儿皮肤、双目发黄为特征的新生儿病证。西医称为新生儿黄疸，有生理与病理之分。60%以上新生儿都会在1周内出现黄疸，而80%的早产儿出现黄疸的时间提前，程度更深。

♣ 穴位

（1）肾经：小指螺纹面。

（2）肝经：食指螺纹面。

（3）小肠：小指尺侧缘，指尖至指根呈一条直线。

（4）大肠：食指桡侧缘，指尖至指根呈一条直线。

（5）脾经：拇指螺纹面。

（6）胁肋：躯体两侧，从腋下至肋缘的区域。

（7）中脘：脐上4寸，当剑突下至脐连线中点。

（8）七节骨：第4腰椎棘突至尾骨尖呈一直线。

（9）箕门：大腿内侧，髌骨上缘至腹股沟呈一直线。

♣ 基本方

1. 四清方（清肾经、清肝经、清小肠、清大肠各1~3分钟）

◆ 复习操作手法

以左虎口于小儿食指与中指间插入并以拇指按住小儿拇指，以右手食指与中指从上向下推为清大肠。自指根向指尖直推为清小肠。

2. 清补脾经（各1~3分钟）

3. 搓摩胁肋（5~10遍）

◆ 复习操作手法

抱小儿同向坐于大腿之上，嘱小儿两手交叉置于头顶；两手掌置于小儿两腋下，从上至下依次推抹、搓揉各10～20次，最后一次搓揉至肚脐平面时，双手中指同时点按两侧天枢穴，并一拂而起，此为1遍。

4. 分推肋缘下（两手拇指分推腹阴阳约20次；从剑突下至中脘下抹20次；以两手交替分别从剑突下沿肋缘斜向下推抹，每侧肋缘推抹约1分钟，至局部透热为佳）

◆ 复习操作手法

分推腹阴阳：以两手拇指指腹从剑突下起沿肋弓边缘两侧分推，边分推边朝下移动，直至脐平面，称为分推腹阴阳。

5. 七节骨

◆ 复习操作手法

向下推1～3分钟，掌根揉1～3分钟，拳眼叩击10～20次令局部潮红，振数次令局部潮红，纵向擦之令局部潮热为度。

6. 推箕门

◆ 复习操作手法

以食指、中指二指指腹自髌骨上缘推至腹股沟，操作3分钟。以食指、中指、无名指、小指并拢，蘸凉水从下至上拍箕门，至局部潮红为度。

✿ 方解

（1）四清方中清肾经直清胎毒，清肝经清热利湿，双清肠通腑泄热利水。

（2）清补脾经运脾土，助运化，利水湿。

（3）搓摩胁肋与分推肋缘下疏肝利胆退黄。

（4）七节骨下行操作为清、为泻、为降，配合推箕门，利水解毒。

全方肝脾同治，标本兼顾，通过疏肝胆，利二便而退黄疸。

十二、夜啼

♣ 概述

啼哭是小儿天性，也是情感交流的需要，但正常小儿哭闹有时、有度、有原因。夜啼指小儿夜晚啼哭，白天如常，夜夜如此，持续多夜，甚至通宵达旦的一种病症，以1岁内小儿多见。

中医认为"阳入于阴则寐"，正常睡眠是阴敛阳、阳归阴的结果，而正常睡眠和觉醒互为因果，小儿夜啼是"睡眠-觉醒"障碍的表现形式。

西医无相关病名，认为婴儿夜间啼哭与神经功能发育不良，昼夜节律未能建立，以及小儿体内外有不安宁因素有关。推拿治疗夜啼有很好的疗效。

♣ 穴位

（1）天门：两眉正中至前发际呈一直线。

（2）坎宫：自眉头起沿眉梢呈一横线，左右对称。

（3）太阳：外眼角与眉梢连线中点后方凹陷处。

（4）耳后高骨：耳后乳突下约1寸许凹陷中。

（5）囟门：1～1.5岁以前小儿前发际正中直上约2寸许

未闭合的菱形骨陷中。

（6）风府：后发际正中直上1寸，枕外隆凸直下凹陷中。

（7）心经：中指螺纹面。

（8）肝经：食指螺纹面。

（9）内劳宫：手掌正中央，约第3掌骨中点取穴。

（10）小天心：位于大、小鱼际交接之凹陷中。

（11）总筋：腕横纹中点。

（12）手阴阳：腕横纹两端，桡侧为阳池，尺侧为阴池，合称手阴阳。

（13）五指节：手背第一指至第五指的第一指间关节横纹处。

（14）威灵与精宁：二穴均在掌背，第2～3掌骨中央之凹陷为威灵，第4～5掌骨中央之凹陷为精宁。

（15）腹：整个腹部。

（16）涌泉：位于足掌，前1/3与后2/3交界处的凹陷中。

♣ 基本方

1. 头面四大手法（共操作3～8分钟）

◆ 复习操作手法

开天门：以两手拇指交替从两眉正中推向前发际24次。

推坎宫：两手拇指自眉心同时向眉梢分推64次。

揉太阳或运太阳：以两手拇指或中指指腹置于该穴揉动或在其表面转圈1～2分钟。

掐揉耳后高骨：以两手拇指或中指指端置于该穴掐揉之，揉3次掐1次为1遍，共10遍。

2. 双点门（同时点揉百会和风府1~2分钟）

3. 心肝同清（以双手从小儿左右两侧分别握住其食指和中指快速推之，操作1~3分钟）

4. 黄蜂出洞法（操作3~9遍，后双掌相合夹持患儿手腕部，对称挤按并振约10秒）

◆复习操作手法

一掐中指心经，二掐内劳宫，均3~9次，三捣小天心30~40次，四掐总筋3~9次，五从总筋穴起分推手阴阳，每分推3~5次至两侧时，就势点按阳池和阴池1次，此类为1遍。

5. 掐揉五指节与掐精威（掐揉五指节3~5遍，掐精威1~2分钟）

◆复习操作手法

可依次掐五指节，可各指捻3次掐1次。

6. 腹部操作（摩、振、揉各1~3分钟）

◆复习操作手法

（1）摩腹：全掌摩腹，以肚脐为圆心，肚脐至剑突下距离的2/3为半径作圆，其圆周轨迹即为摩腹路径，顺时针与逆时针摩腹。

（2）振腹：单掌或双手掌重叠置于腹部，前臂强直性收缩、高频率振动。

（3）揉腹：以全掌或掌根置于腹部回旋揉动，边揉边缓缓在腹部移动。

7. 擦涌泉（分别摩、揉、捣、擦，透热为度）

⚜ **方解**

（1）开天门、推坎宫、运太阳调节阴阳，使天人合一，掐揉耳背高骨定惊安神。

（2）囟门配合风府作用于大脑，增强其调控能力，有利于天人合一。

（3）心肝同清平肝、宁心、镇惊、清热。

（4）黄蜂出洞法调心、调阴阳。

（5）掐揉五指节和掐精威镇惊安神。

（6）腹部振揉能化积行滞。

（7）擦涌泉引火归原。

全方以调节阴阳立法，针对夜啼阴阳失调，昼夜颠倒病机，具有平肝、宁心、促睡眠之功，是各种夜啼的基础方。

十三、慢性扁桃体炎

⚜ **概述**

慢性扁桃体炎，中医称为乳蛾，又名喉蛾，指咽喉两侧喉核（即腭扁桃体）发生红、肿、疼痛的一种病证。肿在喉核，形似乳头，状如蚕蛾，故名之"乳蛾"，临床多双侧同时发病。

西医有急、慢性扁桃体炎。急性扁桃体炎以高热、咽喉红肿疼痛为特征，起病急，全身症状重，多参考"发热""（重）感冒"等疾病的治疗；慢性扁桃体炎俗称"大扁桃"，以小儿扁桃体慢性肿大，并在季节变化（春秋多）或感冒时症状加重为特征。

推拿调治慢性扁桃体炎有优势。

♣ 穴位

（1）肺经：无名指螺纹面。

（2）脾经：拇指螺纹面。

（3）肾经：小指螺纹面。

（4）三关：前臂桡侧，阳池至曲池呈一直线。

（5）天河水：前臂内侧正中，总筋至洪池（曲泽）呈一直线。

（6）天柱骨：颈后发际正中至大椎穴呈一直线。

（7）二扇门：掌背中指指根两侧凹陷中。食指、中指交界处为一扇门，中指与无名指交界处为二扇门。

（8）风池：在枕骨下，当胸锁乳突肌与斜方肌上端之间的凹陷处，左右各一。

（9）板门：手掌大鱼际平面，或手掌大鱼际平面中点。

（10）膻中：胸部，前正中线上，平第4肋间，两乳头连线中点取穴。

（11）脊：后背中央，整个脊柱，从大椎至长强呈一条直线。

（12）肩井：在肩胛区，第7颈椎棘突下（大椎）与肩峰最外侧点连线的中点。小儿推拿指肩部大筋（斜方肌）。

（13）龟尾：尾椎骨末端，但临床多取长强（尾椎骨末端下的凹陷中）。

（14）大椎：后背正中线，第7颈椎棘突下凹陷中（图4-3）。

（15）人迎：在颈部，横平喉结，胸锁乳突肌前缘，颈总动脉搏动处。

（16）上廉泉：位于颌［hé］下部，在廉泉穴上1寸，位于前正中线，下颌［hé］下缘与舌骨体之间的凹陷中。

（17）喉核穴：在喉结与同侧下颌角连线外上1/3与内下2/3交界处（图4-4）。

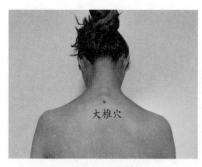
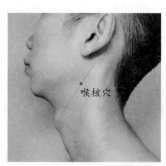

图4-3　大椎　　　　　　　　图4-4　喉核穴

（18）天突：在颈部前正中线，胸骨上窝中央。

（19）云门：在胸部，锁骨下窝凹陷中，肩胛骨喙［huì］突内缘，前正中线旁开6寸（图4-5）。

（20）中府：在胸部，横平第1肋间隙，锁骨下窝外侧，前正中线旁开6寸（图4-5）。

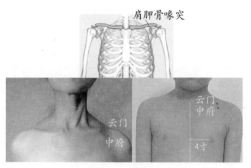

图4-5　云门、中府

❀ **基本方**

1. 三补方（补肺经、补脾经、补肾经各1～3分钟）

2. 推上三关（3～5分钟）

◆ **复习操作手法**

右手握小儿手腕，以左手食指、中指、无名指三指并拢推进，从腕横纹推向肘横纹，称推上三关。

3. 清天河水与天柱骨（均以局部潮红为度）

◆ **复习操作手法**

（1）清天河水：一手拇指按于内劳宫，另一手拇指或食指、中指二指向上推天河水。

（2）天柱骨：先以手掌自上而下轻拍天柱骨20余次，继则用拇指，或食指、中指二指自上而下直推至局部皮肤潮红。

4. 掐揉二扇门与拿风池（各1～3分钟）

5. 捏挤板门与按揉膻［dàn］中（捏挤板门10次；按揉膻中1～2分钟）

6. 捏脊并拿肩井（捏脊3～5次后，末次从龟尾向上捏至大椎时，就势将肩井处皮肤拿起并翻卷）

7. 咽喉局部操作

（1）纵向推抹：抱小儿同向坐于腿上，双手从两侧围住小儿颈部，以食指桡侧分别贴于喉结两侧，先横行推抹，去重回轻，操作1分钟，后以食指指腹在喉结两旁从上向下推抹10余次。

（2）拿人迎：取坐位或仰卧位，以拇指与其余四指分别置于两侧人迎穴轻拿之，操作1分钟。

（3）点揉上廉泉：以拇指或中指揉3次点1次，操作1分钟。

（4）点揉喉核穴：以拇指、食指二指相对，向扁桃体方向揉3次振1次，每侧穴位1分钟。

（5）轻揉天突1分钟。

（6）喉科擒拿法：与小儿相对而坐，一手握其手腕，拇指与小儿拇指相对，用握腕手下压小儿拇指时，另一手拇指扣拨小儿云门或中府，下压和扣拨均达小儿最大忍受度，操作1次即可。

（7）喉结两旁取痧。

⊛ 方解

（1）补肺经、补脾经和补肾经调补肺脾肾，增强小儿抵抗力和适应能力，预防感冒，防治慢性扁桃体炎。

（2）推上三关为温、为补、为升，托毒外出。

（3）清天河水和清天柱骨针对余热未清。

（4）掐揉二扇门和拿风池针对余邪（毒）未尽。

（5）捏挤板门与按揉膻中针对痰浊、瘀血和气滞。

（6）捏脊配合拿肩井益气升阳，发散外邪。

全方攻补兼施，整体和局部调理并重，利咽并散结。

十四、鼻窒（慢性鼻炎）

⊛ 概述

鼻窒，中医病名，是一种以长期鼻塞不通、流涕不止为特征的鼻病，其鼻塞具有交替性、间歇性和持续性。本病相当于西医的慢性鼻炎。

小儿鼻炎很普遍，发病率＞12%，常可诱发鼻窦炎、咽炎、扁桃体炎、中耳炎、腺样体肥大等，近40%的鼻炎患儿存在咳嗽和哮喘，严重者甚至影响记忆、智力、性情和学习。

小儿推拿是防治鼻炎的有效方法，值得推荐。

❀ 穴位

（1）天门：两眉正中至前发际呈一直线。

（2）坎宫：自眉头起沿眉梢呈一横线，左右对称。

（3）太阳：外眼角与眉梢连线中点后方凹陷处。

（4）耳后高骨：耳后乳突下约1寸许凹陷中。

（5）肺经：无名指螺纹面。

（6）列缺：在前臂，腕掌侧远端横纹上1.5寸，拇短伸肌腱与拇长展肌腱之间，拇长展肌腱沟的凹陷中。简便取穴法：两手虎口自然平直交叉，一手食指按在另一手桡骨茎突上，指尖下凹陷中是此穴（图4-6）。

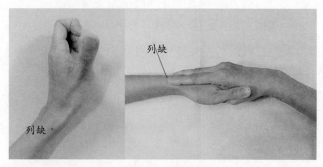

图4-6　列缺

（7）外劳宫：手背正中央，与内劳宫相对。

（8）肺俞：第3胸椎棘突下旁开1.5寸，左右各一。

（9）脊：后背中央，整个脊柱，从大椎至长强呈一条直线。

（10）肩井：在肩胛区，第7颈椎棘突下（大椎）与肩峰最外侧点连线的中点。小儿推拿指肩部大筋（斜方肌）。

（11）百会：在头部，前发际正中直上5寸。头顶正中线与两耳尖连线的交叉处。

（12）风府：后发际正中直上1寸，枕外隆凸直下凹陷中。

（13）迎香：在面部，鼻翼外缘中点旁，鼻唇沟中（图4-7）。

（14）治鼻：下关前1寸凹陷中。（注：下关穴在面部，在颧弓下缘中央与下颌［hé］切迹之间的凹陷中。）（图4-8）

（15）山根：两目内眦连线中点（图4-7）。

（16）鼻通（上迎香）：在面部，鼻翼软骨与鼻甲的交界处，近鼻唇沟上端处（图4-7）。

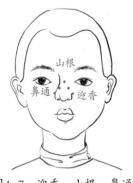

图4-7　迎香、山根、鼻通

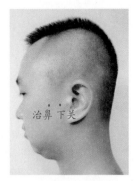

图4-8　治鼻

❀ **基本方**

1. **头面四大手法**

◆ **复习操作手法**

　　开天门：以两手拇指交替从两眉正中推向前发际24次。

　　推坎宫：两手拇指自眉心同时向眉梢分推64次。

　　揉太阳或运太阳：以两手拇指或中指指腹置于该穴揉动或在其表面转圈1~2分钟。

　　掐揉耳后高骨：以两手拇指或中指指端置于该穴掐揉之，揉3次掐1次为1遍，共10遍。

　　2. 清补肺经（各1~3分钟）

　　3. 拿列缺（1分钟）

　　4. 揉外劳宫（1~2分钟）

　　5. 推"介"字（先于肺俞点揉，振动并擦之透热，后在背部行"介"字形推法1~2分钟）

　　6. 捏脊并拿肩井（每捏脊3~5遍时，就势提拿肩井1次，反复操作1~3分钟）

　　7. 双点门（同时点揉百会和风府1~2分钟）

　　8. 鼻局部操作

　　（1）黄蜂入洞。

◆ **复习操作手法**

　　左手扶小儿头部，右手食指、中指二指指端轻揉小儿两鼻孔（实际操作多揉于鼻孔下方）20~30次。

　　（2）擦鼻旁（以食指、中指二指夹持鼻之两旁，来回快速从鼻根至迎香擦之，透热为度）。

（3）揉治鼻穴（以双手拇指指端向鼻根方向揉动1分钟）。

（4）点按迎香穴（以双手中指指腹点按1分钟）。

（5）振按山根穴（以拇指指腹振按1分钟）。

（6）振揉鼻通（以两手中指指腹向内上方交替揉按，每揉3次振1次，操作1～2分钟）。

（7）扳鼻梁（两手拇指分别置于鼻根部一侧和鼻翼部另一侧，两手同时协调用力向对侧扳动鼻梁，操作20～30次）。

（8）熨鼻（双手搓热，以热手熨鼻）。

❀ **方解**

（1）头面四大手法调阴阳，疏风邪；又因位居鼻周而通鼻窍。

（2）清肺经祛除外邪，补肺经实卫固表。

（3）拿列缺配合揉外劳宫助肺之宣散而通窍。

（4）肺俞和"介"字推宣肺肃肺并能化痰化浊。

（5）捏脊并拿肩井升提气机、温肺散邪。

（6）双点门醒脑开窍，预防感冒。

（7）鼻局部操作为推拿特色，近治作用明显。

全方攻补兼施，祛风散邪通窍，还能增强体质和鼻的适应能力，治疗各种鼻炎有效。

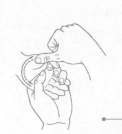

第二节

小儿推拿常用保健处方

小儿推拿保健处方是专门为小儿设计，用于疾病预防、身心保育和促进其生长发育的推拿方法。它有助于小儿生长发育、体质调节和身心全面协调发展，对提高人口素质有意义。

一、眼部保健法

❀ 机制

"五脏六腑之精气，皆上注于目而为之精"，肝开窍于目，肾主瞳仁。此时为小儿用眼习惯正在形成的时期。

❀ 目的

消除眼疲劳，保护视力，培养良好的用眼习惯。

❀ 穴位

（1）天门：两眉正中至前发际呈一直线。

（2）睛明：在面部，目内眦［zì］内上方眶内侧壁凹陷处。

（3）攒［cuán］竹：在面部，眉头凹陷中，额切迹处（图4-9）。

（4）四白：在面部，两目平视正前方，瞳孔直下，眶下孔处（图4-9）。

（5）鱼腰：位于眉毛中央（图4-9）。

（6）瞳子髎［liáo］：在面部，目外眦［zì］外侧0.5寸凹陷处（图4-10）。

（7）丝竹空：在面部，眉梢凹陷中（图4-10）。

（8）肩井：在肩胛区，第7颈椎棘突下（大椎）与肩峰最外侧点连线的中点。小儿推拿指肩部大筋（斜方肌）。

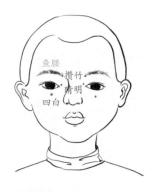

图4-9　睛明、攒竹、四白、鱼腰

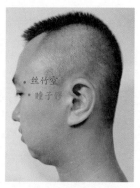

图4-10　瞳子髎、丝竹空

❀ 操作处方

1. 开天门（1分钟）

2. 拿睛明（3~5次）

3. 点穴（以拇指按揉攒竹、四白、鱼腰、瞳子髎、丝竹空各30~40秒）

4. 振按目上眶（揉3次振1次，操作1分钟）

5. 熨目（两手掌心搓热，捂于眼球，再搓，再捂，操作1分钟）

6. 推颈后三线（分别从上至下推揉颈后正中及两旁1寸许，操作3~5遍）

7. 拿肩井（3~9次）

✤ 注意事项

（1）小儿哭闹时不宜操作。

（2）嘱小儿眺望远处或视绿色植物。

（3）督促小儿每日做眼保健操，并养成良好的用眼习惯。

二、耳部保健法

✤ 机制

肾开窍于耳，耳与少阳经脉及太阳经脉相关联。

✤ 目的

保护和提高听力，促进耳及神经发育，调节肾气，强身健体。

✤ 穴位

（1）耳门：在耳区，耳屏上切迹与下颌骨髁［kē］状突之间的凹陷中（图4-11）。

（2）听宫：在面部，耳屏前，下颌骨髁状突的后方，张口时呈凹陷处（图4-11）。

（3）听会：在面部，耳屏间切迹与下颌骨髁状突之间的凹陷中（图4-11）。

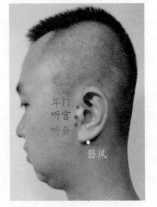

图4-11耳门、听宫、听会、翳风

（4）翳［yì］风：在颈部，耳垂后方，乳突下端前方凹陷中（图4-11）。

（5）耳后高骨：耳后乳突下约1寸许凹陷中。

❀ 操作处方

1. 搓揉耳郭（1~2分钟）

2. 下拉耳垂（10次）

3. 鸣天鼓（1分钟）

◆ 复习操作手法

　　方法一：以一掌从耳后向前将耳郭折叠并按压密闭，另一手食指、中指、无名指三指节律性叩打按压之手掌。

　　方法二：双掌同时从两耳后向前使耳郭折叠，耳窍密闭，中指紧贴头皮，食指置于中指背面，快速从中指背滑下，弹击后脑勺，嘣嘣声响，3次为一节拍，操作9个节拍。

4. 按揉耳门、听宫、听会、翳风（揉3次按1次，每穴30~40秒）

5. 掐揉耳后高骨（1分钟）

6. 双凤展翅（10遍）

◆ 复习操作手法

　　两手的拇指、食指二指夹持两耳捻揉数次，并向上提，提毕，依次掐承浆、颊车、听会、太阳、眉心、人中，此为1遍。

7. 猿猴摘果（5~10遍）

◆ 复习操作手法

　　双手拇指、食指二指夹持小儿两耳尖向外向上牵拉，一拉一放，使耳尖发红发热，随后就势向下捻揉耳郭并向下牵拉耳垂，每牵拉3~5次耳尖，向下捻揉耳郭牵拉耳垂1次，此为1遍。

8. 双风贯耳（20次）

◆ 复习操作手法

　　以两手掌心正对耳窍，同时快速向中部挤压，并密闭耳窍，然后突然放开。

9. 搓擦耳根（透热为度）

❀ 注意事项

环境宜安静，手法宜轻柔，搓擦适度，以免损害小儿皮肤。

三、鼻部保健法

❀ 机制

肺开窍于鼻，鼻窍为呼吸之门户，鼻主要与阳明经脉相关联。

❀ 目的

养护鼻窍，使嗅觉灵敏，增强抗病能力和适应能力。

❀ 穴位

（1）天门：两眉正中至前发际呈一直线。

（2）坎宫：自眉头起沿眉梢呈一横线，左右对称。

（3）山根：两目内眦［zì］连线中点。

（4）迎香：在面部，鼻翼外缘中点旁，鼻唇沟中。

（5）睛明：在面部，目内眦［zì］内上方眶内侧壁凹陷处。

（6）巨髎［liáo］：在面部，目正视，瞳孔直下，横平鼻翼下缘（图4-12）。

（7）上星：在头部，前发际正中直上1寸（图4-12）。

（8）五经：五指螺纹面，拇指、食指、中指、无名指、小指依次对应脾经、肝经、心经、肺经、肾经。

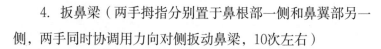

图4-12　巨髎、上星

♣ 操作处方

1. 开天门（24次）

2. 推坎宫（64次）

3. 掐揉山根（10次）

4. 扳鼻梁（两手拇指分别置于鼻根部一侧和鼻翼部另一侧，两手同时协调用力向对侧扳动鼻梁，10次左右）

5. 黄蜂入洞（1分钟）

◆ 复习操作手法

左手扶小儿头部，右手食指、中指二指指端轻揉小儿两鼻孔（实际操作多揉于鼻孔下方）。

6. 按揉迎香、睛明、巨髎［liáo］、上星（揉3次按1次，每穴1分钟）

7. 拿五经（3～5遍）

8. 擦鼻旁（以食指、中指二指夹持鼻之两旁，来回快速

从鼻根至迎香擦之，透热为度）

  ❖ **注意事项**

（1）鼻部保健，宜在早上和上午进行。

（2）配合中药熏洗效果更佳。

四、健脾胃法

  ❖ **机制**

脾胃为后天之本，气血生化之源，小儿脾常不足，脾喜燥恶湿，脾气主升，脾、胃、大肠、小肠等均属于中焦脾，具有较为固定的体表投影，扪之可及。脾胃以蠕动为特征。

  ❖ **目的**

强健脾胃，增进消化，促进小儿生长发育。

  ❖ **穴位**

（1）脾经：拇指螺纹面。

（2）胃经：第一掌骨桡侧缘，赤白肉际。

（3）腹：整个腹部。

（4）内八卦：以手掌中心（内劳宫）为圆心，圆心至中指根距离2/3为半径之圆周。在此圆周上中指根正对离位，后依次为坤位、兑位、乾位、坎位、艮〔gèn〕位、震位、巽〔xùn〕位。

（5）足三里：外膝眼下3寸，胫骨嵴旁开1寸处。

（6）四横纹：掌面，食指、中指、无名指、小指的第一指间横纹。

  ❖ **操作处方**

1. 补脾经（3~5分钟）

2. 清胃经（1分钟）

◆ 复习操作手法

　　一手虎口插于小儿虎口以固定之，以另一手食指、中指、无名指三指（或拇指）快速从上至下推至第一掌骨桡侧，亦可左手握住小儿左手腕，右手食指、中指二指夹持住小儿拇指，以拇指指腹快速推胃经。

3. 摩腹（顺、逆时针各2分钟）

◆ 复习操作手法

　　全掌摩腹，以肚脐为圆心，肚脐至剑突下距离的2/3为半径作圆，其圆周轨迹即为摩腹路径。

4. 运内八卦（1～3分钟）

◆ 复习操作手法

　　方法一，为古法，小儿掌心向上，以左手握住小儿左手，大拇指在上压住离卦，右手拇指做圆周运动，每当运至离位时，从压住离位的大拇指背面滑过，叫离位不推，操作1～3分钟。

　　方法二，为一手拇指与食指围成圆，罩住小儿八卦，另一手拇指指腹快速运之，操作1～3分钟。

　　传统小儿八卦有顺运和逆运之分。

5. 揉足三里（2～3分钟）

6. 捏脊（3～6遍）

7. 掐揉四横纹

◆ 复习操作手法

掐揉四横纹：从食指纹起每捻揉3~5次，以拇指指甲掐1次，依次揉掐完四指为1遍，共5遍；推四横纹：患儿四指并拢，以拇指指腹从患儿食指纹路起依次横向推至小指纹路1分钟，再纵向推每一横纹令其发热共1分钟。

8. 抱肚法（3~5遍）

◆ 复习操作手法

抱小儿同向坐于大腿上。两手从腋下插入，置于胸前，两手掌重叠，掌心向后，两手向后尽力挤压，同时配合挺胸、挺腹。从胸腔逐渐向下至盆腔为1遍。

♧ 注意事项

一般在空腹时推拿，抱肚法抱在脘部。

五、强肺卫法

♧ 机制

前胸后背肺所居，肺经循行于上肢掌面桡侧，肺主呼吸，外合皮毛。

♧ 目的

增强肺功能，提高人体抗病能力、适应气候能力和抗过敏能力。

♧ 穴位

（1）肺经：无名指螺纹面。

（2）脾经：拇指螺纹面。

（3）外劳宫：手背正中央，与内劳宫相对。

（4）三关：前臂桡侧，阳池至曲池呈一直线。

（5）璇玑：在胸部，前正中线上，胸骨上窝中央下1寸（图4-13）。

（6）中脘：脐中上4寸，当剑突下至脐连线中点（图4-14）。

（7）巨阙［quē］：在上腹部，脐中上6寸，前正中线上（图4-14）。

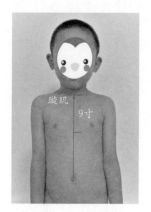
图4-13　璇玑

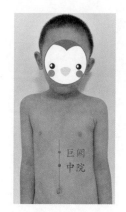
图4-14　巨阙

❀ 操作处方

1. 清补肺经（根据体质确定清、补比例，3～5分钟）

2. 补脾经（1～3分钟）

3. 揉外劳宫（1分钟）

4. 推上三关（3～5分钟）

右手握小儿手腕，以左手食指、中指、无名指三指并拢推进，从腕横纹推向肘横纹，称推上三关。

5. 肃肺

抱小儿侧向坐于大腿，双掌一前一后夹持前胸与后背，从上至下，依次推抹、搓揉5~8遍，振拍3~5遍。

6. 开璇玑

分推胸八道：以两手拇指或四指同时自璇玑自上而下依次从正中分推至季肋部8次。

推中脘：两手交替从巨阙向下直推至脐24次。

摩腹：以脐为中心顺时针摩腹1~2分钟。

气沉丹田：从脐向下推至耻骨联合1分钟。

7. 擦头颈之交令其发热，顺经拍上肢肺经循行部位（潮红为度）

上肢肺经循行部位：上肢内侧前面。

8. 抱肚法（3~5遍）

抱小儿同向坐于大腿上。两手从腋下插入，置于胸前，两手掌重叠，掌心向后，两手向后尽力挤压，同时配合挺胸、挺腹。从胸腔逐渐向下至盆腔为1遍，操作5~10遍。

❀ **注意事项**

（1）多在清晨操作，注意保暖防寒，引导小儿多参加体育运动、户外运动或游戏等。

（2）抱肚法抱在胸部。

六、养心安神法

❀ **机制**

心位于胸中，心系经络循上肢掌面正中和尺侧，十指连心，心主血脉，心与小肠相表里，虚里及动脉搏动反映心功能。

❀ **目的**

宁心安神定志，助睡眠，增强自我控制与调节能力，促进心脑发育。

❀ **穴位**

（1）五经穴：五指螺纹面，拇指、食指、中指、无名指、小指依次对应脾经、肝经、心经、肺经、肾经。

（2）小天心：位于大、小鱼际交接之凹陷中。

（3）一窝风：手背腕横纹正中凹陷处。

（4）十宣穴：十指尖，距指甲游离缘约0.1寸，两手共10个穴位。

（5）五指节：手背第一指至第五指的第一指间关节横纹处。

（6）天河水：前臂内侧正中，总筋至洪池（曲泽）呈一直线。

（7）内劳宫：手掌正中央，约第3掌骨中点取穴。

（8）总筋：腕横纹中点。

（9）手阴阳：腕横纹两端，桡侧为阳池，尺侧为阴池，合称手阴阳。

（10）耳后高骨：耳后乳突下约1寸许凹陷中。

❀ 操作处方

1. 清补心经（根据体质确定清、补比例，3～5分钟）

2. 调五脏（左右手各5遍）

◆ 复习操作手法

　　一手拇指与中指相对，捏住小儿小天心和一窝风，另一手拇指与食指相对从小儿拇指起，依次捻揉拇指、食指、中指、无名指和小指螺纹面，捻3～5次，拔伸1次；后以拇指指甲从拇指至小指逐指轻快掐十宣穴3～5次，此为1遍。

3. 掐揉五指节（左右手各3～5遍）

◆ 复习操作手法

　　可依次掐五指节，3～5遍；可各指捻3次掐1次，操作3～5遍。

4. 清肝经（1～2分钟）

5. 清天河水（3~5分钟）

清天河水：一手拇指按于内劳官，另一手拇指，或食指、中指二指向上推天河水。

6. 黄蜂出洞法（3~5遍）

一掐中指心经，二掐内劳官，均3~9次；三捣小天心30~40次；四掐总筋3~9次；五从总筋穴起分推手阴阳，每分推3~5次至两侧时就势点按阳池和阴池1次，此类为1遍。

7. 掐揉耳后高骨（1分钟）

❀ 注意事项

睡前或下午操作为宜，利于改善睡眠，睡眠时间为主要观察指标。

七、健脑益智法

❀ 机制

智力的基础在心与肾，智力是五脏协调全面发展的结果，灵机、记性皆在于脑，肢体运动、抚触、适宜的音乐有益于智力的开发。未闭合囟门下为大脑组织。1~3岁为小儿大脑与智力发育高峰。

❀ 目的

促进大脑发育，补肾益精，健脑益智，令小儿聪慧。

❀ 穴位

（1）天门：两眉正中至前发际呈一直线。

（2）坎宫：自眉头起沿眉梢呈一横线，左右对称。

（3）太阳：外眼角与眉梢连线中点后方凹陷处。

（4）耳后高骨：耳后乳突下约1寸许凹陷中。

（5）五经穴：五指螺纹面，拇指、食指、中指、无名指、小指依次对应脾经、肝经、心经、肺经、肾经。

（6）小天心：位于大、小鱼际交接之凹陷中。

（7）一窝风：手背腕横纹正中凹陷处。

（8）十宣穴：十指尖，距指甲游离缘约0.1寸，两手共10个穴位。

（9）内劳宫：手掌正中央，约第3掌骨中点取穴。

（10）总筋：腕横纹中点。

（11）手阴阳：腕横纹两端，桡侧为阳池，尺侧为阴池，合称手阴阳。

（12）风池：在枕骨下，当胸锁乳突肌与斜方肌上端之间的凹陷处，左右各一。

（13）风府：后发际正中直上1寸，枕外隆凸直下凹陷中。

（14）囟门：1～1.5岁以前小儿前发际正中直上约2寸许未闭合的菱形骨陷中。

（15）百会：在头部，前发际正中直上5寸。头顶正中线与两耳尖连线的交叉处。

❀ 操作处方

1. 头面四大手法

◆ 复习操作手法

开天门：以两手拇指交替从两眉正中推向前发际24次。

推坎宫：两手拇指自眉心同时向眉梢分推64次。

揉太阳或运太阳：以两手拇指或中指指腹置于该穴揉动或在其表面转圈1~2分钟。

掐揉耳后高骨：以两手拇指或中指指端置于该穴掐揉之，揉3次掐1次为1遍，共10遍。

2. 调五脏（3~5遍）

◆ 复习操作手法

一手拇指与中指相对，捏住小儿小天心和一窝风，另一手拇指与食指相对从小儿拇指起，依次捻揉拇指、食指、中指、无名指和小指螺纹面，捻3~5次，拔伸1次；后以拇指指甲从拇指至小指逐指轻快掐十宣穴3~5次，此为1遍。左右手可同时操作。

3. 黄蜂出洞法（3~6遍）

◆ 复习操作手法

一掐中指心经，二掐内劳宫，均3~9次；三捣小天心30~40次；四掐总筋3~9次；五从总筋穴起分推手阴阳，每分推3~5次至两侧时就势点按阳池和阴池1次，此类为1遍。

4. 拿风池（1~2分钟）

5. 振脑门（5~8遍）

◆ 复习操作手法

　　以中指或拇指点或揉1分钟。一手置于前额扶稳头部，另一手小鱼际横置于风府，来回擦令其发热。之后一手置于前额扶稳头部，另一手握拳轻叩风府数次，随后以小鱼际向上托住风府振之。

6. 鸣天鼓（1分钟）

◆ 复习操作手法

　　方法一：以一掌从耳后向前将耳郭折叠并按压密闭，另一手食指、中指、无名指三指节律性叩打按压之手掌。

　　方法二：双掌同时从两耳后向前使耳郭折叠，耳窍密闭，中指紧贴头皮，食指置于中指背面，快速从中指背滑下，弹击后脑勺，嘣嘣声响，3次为一节拍，操作9个节拍。

7. 囟门推拿法（5~8分钟，囟门已闭，百会代之）

◆ 复习操作手法

　　摩囟：以食指、中指、无名指三指并拢缓缓摩动囟门。

　　揉囟：以三指或拇指指腹轻揉囟门。

　　推囟：以拇指桡侧快速来回轻搔囟门。

　　振囟：以拇指指腹或掌根高频率振动囟门。

上述四步连续操作，一气呵成，每法操作1分钟左右，称"囟门推拿法"。

⚜ **注意事项**

（1）3岁以下幼儿最宜，可每日操作1次。

（2）五迟、五软、解颅、脑瘫后遗症等，需要长期坚持。

📖 **知识链接**

①五迟为立、行、语、发、齿迟；五软为头项、口、手、足、肌肉软。②解颅，以小儿囟门应合不合，反而宽大，颅缝裂解为主要特征的病证，相当于西医学所指的先天或后天性脑积水。

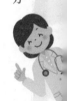

参考文献

［1］廖品东. 小儿推拿学［M］. 2版. 北京：人民卫生出版社，2016.

［2］刘明军，王金贵. 小儿推拿学［M］. 北京：中国中医药出版社，2012.

［3］刘清国，胡玲. 经络腧穴学［M］. 北京：中国中医药出版社，2012.

［4］佘延芳，杨继军. 刮痧疗法［M］. 北京：中国中医药出版社，2018.

［5］王德军，常小荣. 图解小儿推拿保健：妈妈是孩子最好的按摩医［M］. 北京：中国医药科技出版社，2013.